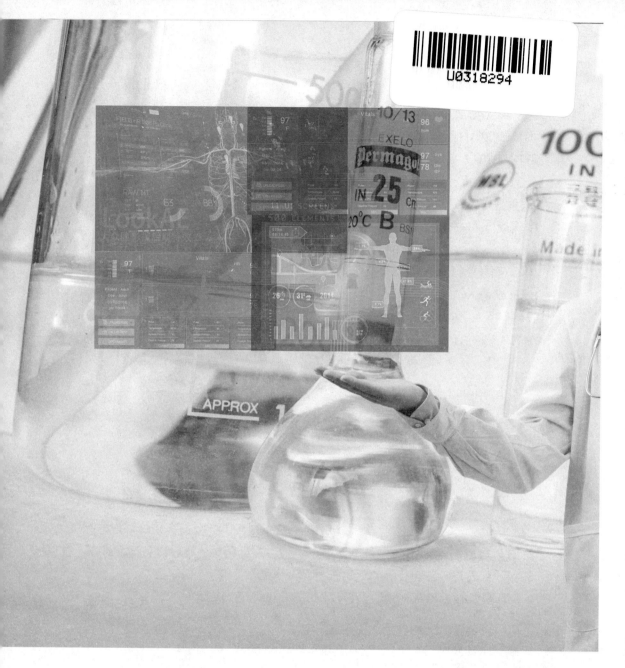

医学影像与放射科学

YI XUE YING XIANG YU FANG SHE KE XUE

丛阿妮　赵月娟　杨剑锋 主编

江西科学技术出版社

江西·南昌

图书在版编目（CIP）数据

医学影像与放射科学/丛阿妮, 赵月娟, 杨剑锋主编. –南昌 : 江西科学技术出版社, 2019.6（2023.7重印）

ISBN 978-7-5390-6879-4

Ⅰ.①医… Ⅱ.①丛… ②赵… ③杨… Ⅲ.①影象诊断 ②放射医学 Ⅳ.①R445②R81

中国版本图书馆CIP数据核字（2019）第122806号

国际互联网（Internet）地址：

http://www.jxkjcbs.com

选题序号：ZK2019012

图书代码：B19114-102

医学影像与放射科学 丛阿妮 赵月娟 杨剑锋 主编

出版 发行	江西科学技术出版社
社址	南昌市蓼洲街2号附1号
	邮编：330009 电话：（0791）86623491 86639342（传真）
印刷	永清县晔盛亚胶印有限公司
经销	各地新华书店
开本	787 mm×1092 mm 1/16
字数	111千字
印张	7
版次	2019年6月第1版 2023年7月第2次印刷
书号	ISBN 978-7-5390-6879-4
定价	42.00元

赣版权登字-03-2019-165

前　言

　　1895 年 11 月 8 日,德国物理学家伦琴发现了一种新型射线,并于 11 月 22 日为夫人拍摄了一张手部 X 线照片,这也是人类第一张 X 线影像。随后,X 线被广泛地应用于对疾病的诊断和治疗,形成了放射诊断学和放射治疗学。随着医学影像学飞速发展,它在临床医学中的地位不断提高,由 X 线、超声、放射性核素显像、CT、数字减影血管造成影及介入装置、磁共振成像所组成的医学影像学家族已经成为临床主要的诊断和鉴别诊断方法、医院现在化的重要标志、科学研究的主要手段及医院重要的经济收入来源。

　　但是,医学影像与放射科学面临的巨大挑战。比如,取消药品加成的同时降低影像检查收费价格;影像运行成本上升;设备更新、升级变缓;价格下降带来检量上升,叠加检查完成时间缩短;与西方国家相比,我国人均拥有设备很低,且设备和技术人员分布很不均匀。

　　如何解决这些问题？如何让设备和技术得到更大程度的发挥？如何推进设备和技术的发展？基于此,本书通过医学影像、医学成像系统、医学图像处理、放射医学、临床应用等五个章节展开阐述,力图在全面、宏观的基础上侧重应用。第五章用了大量的篇幅对医学影像与放射科学在各类疾病中的运用进行详细、重点的阐述,希望以此更好地服务于广大读者。

　　由于相关知识复杂且处在不断发展中,以及笔者能力有限,文中难免会存在欠缺、不足甚至谬误,在此欢迎广大读者予以批评指正。

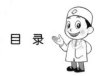

目 录

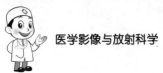

第一章 医学影像

第一节 概述

一、基本简介

医学影像是指为了医疗或医学研究,对人体或人体某部分,以非侵入方式取得内部组织影像的技术与处理过程。它包含以下两个相对独立的研究方向:医学成像系统(Medical Imaging System)和医学图像处理(Medical Image Processing)。前者是指图像形成的过程,包括对成像机理、成像设备、成像系统分析等问题的研究;后者是指对已经获得的图像作进一步的处理,其目的是或者是使原来不够清晰的图像复原,或者是为了突出图像中的某些特征信息,或者是对图像做模式分类等。

作为一门科学,医学影像属于生物影像,并包含影像诊断学、放射学、内视镜、医疗用热影像技术、医学摄影和显微镜。另外,包括脑波图和脑磁造影等技术,虽然重点在于测量和记录,没有影像呈现,但因所产生的数据俱有定位特性(即含有位置信息),可被看作是另外一种形式的医学影像。

临床应用方面,又称为医学成像,或影像医学,有些医院会设有影像医学中心、影像医学部或影像医学科,并配备相关的仪器设备,编制有专门的护理师、放射技师以及医师,负责仪器设备的操作、影像的解释与诊断(在台湾须由医师负责),这与放射科负责放射治疗有所不同。

在医学、医学工程、医学物理与生医资讯学方面,医学影像通常是指研究影像构

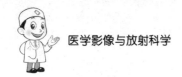

成、撷取与储存的技术、以及仪器设备的研究开发的科学。而研究如何判读、解释与诊断医学影像的是属于放射医学科，或其他医学领域（如神经系统学科、心血管病学科等）的辅助科学。

二、发展历史

1895 年德国物理学家威廉·康拉德·伦琴发现 X 射线（一般称 X 光）以来，开启了医学影像崭新的一页，在此之前，医师想要了解病患身体内部的情况时，除了直接剖开以外，就只能靠触诊，但这两种方法都有一定的风险。

1978 年，应该放射学年会上，一位名叫 G·N·Hounsfield 的工程师公布了计算机断层摄影的结果。这是继 X 射线发现后，放射医学领域里最重要的突破，也是 20 世纪科学技术的重大成就之一。Hounsfield 与 Cormack 由于在放射医学中的划时代贡献而获得了 1979 年的诺贝尔生理与医学奖。

超声成像设备的发展得益于在第二次世界大战中雷达与声呐技术的发展。在 20世纪 50 年代，简单的 A 型超声诊断仪开始用于临床。到了 20 世纪 70 年代，能提供断面动态的 B 型仪器问世。20 世纪 80 年代初问世的超声彩色血流图（Color Flow Mapping,CFM）是目前临床上使用的高档超声诊断仪。

1945 年美国学者首先发现了磁共振现象，从此产生了核磁共振谱学这门科学。20 世纪 70 年代后期，对人体的磁共振成像获得成功。2003 年，诺贝尔胜利或医学奖授予了对磁共振成像研究做出了杰出贡献的美国科学家 Paul C·Lauterbur 和科学家 Peter Mansfied。

三、影像技术

医学影像发展至今，除了 X 射线以外，还有其他的成像技术，并发展出多种的影像技术应用。另外，在生医资讯应用方面，为能所产生的数位影像档案与影像数位化档案，可以交换与查阅，发展出医疗数位影像传输协定技术。常用的医学影像技术包括：

血管摄影：或称动脉摄影、血管造影，是用 X 光照射人体内部，观察血管分布的情形，包括动脉、静脉或心房室。

心血管造影：将造影剂通过心导管快速注入心腔或血管，使心脏和血管腔在 X 线照射下显影，同时有快速摄片，电视摄影或磁带录像等方法，将心脏和血管腔的显影过程拍摄下来，从显影的结果可以看到含有造影剂的血液流动顺序，以及心脏血管充盈情况，从而了解心脏和血管的生理和解剖的变化，是一种很有价值的诊断心脏血管病

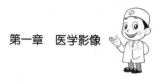

方法。

电脑断层扫描,或称电子计算机断层扫描,根据所采用的射线不同可分为:X 射线 CT(X – CT)、超声 CT(UCT)及 γ 射线 CT(γ – CT)等。

乳房摄影术:是利用低剂量(约为 0.7 毫西弗)的 X 光检查人类(主要是女性)的乳房,它能侦测各种乳房肿瘤、囊肿等病灶,有助于早期发现乳癌。

正子发射断层扫描:是一种核医学成像技术,它为全身提供三维的和功能运作的图像,是目前唯一的用解剖形态方式进行功能、代谢和受体显像的技术,具有无创伤性的特点,是目前临床上用以诊断和指导治疗肿瘤最佳手段之一。

核磁共振成像:通过外加梯度磁场检测所发射出的电磁波,据此可以绘制人体内部结构。

医学超音波检查:运用超声波的物理特性,通过电子工程技术对超声波发射、接收、转换及电子计算机的快速分析、处理和显像,从而对人体软组织的物理特性、形态结构与功能状态作出判断的一种非创伤性检查方式,使肌肉和内脏器官包括其大小、结构和病理学病灶可视化。

四、复合应用

子发射电脑断层扫描。

单一光子发射电脑断层扫描。

五、发展趋势

(1)从平面到立体,多维图像。

(2)从反映解剖结构的形态学图像转为反映脏器功能的"功能性成像"。功能磁共振成像的发展就是一个明显的例子。

(3)多模式图像的融合。将不同时间、不同来源的图像放在一个坐标系中配准,方便临床诊断及治疗计划的制定。

(4)"图像归档与通信系统"诞生,满足海量医学图像的采集、存储、出来与传输需求。

(5)损观测。

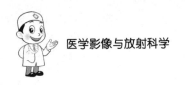
第二节 影像学

一、概述

影像学不仅扩大了人体的检查范围,提高了诊断水平,而且可以对某引些疾病进行治疗。这样,就大大地扩展了本学科的工作内容,并成为医疗工作中的重要支柱。自伦琴1895年发现X线以后不久,在医学上,X线就被用于对人体检查,进行疾病诊断,形成了放射诊断学的新学科,并奠定了医学影像学的基础。至今放射诊断学仍是医学影像学中的主要内容,应用普遍。

20世纪50年代到20世纪60年代开始应用超声与核磁扫描进行人体检查,出现了超声成像和γ闪烁成像。20世纪70年代和20世纪80年代又相继出现了X线计算机体层成像、磁共振成像和发射体层成像。如单光子发射体层成像与正电子发射体层成像等新的成像技术。这样,仅100年的时间就形成了包括X线诊断的影像诊断学。虽然各种成像技术的成像原理与方法不同,诊断价值与限度亦各异,但都是使人体内部结构和器官形成影像,从而了解人体解剖与生理功能状况及病理变化,以达到诊断的目的;都属于活体器官的视诊范畴,是特殊的诊断方法。20世纪70年代迅速兴起的介入放射学,即在影像监视下采集标本或在影像诊断的基础上,对某些疾病进行治疗,使影像诊断学发展为医学影像学的崭新局面。医学影像学不仅扩大了人体的检查范围,提高了诊断水平,而且可以对某引些疾病进行治疗。这样,就大大地扩展了本学科的工作内容,并成为医疗工作中的重要支柱。

新中国成立以来,中国医学影像学有很大发展。专业队伍不断壮大,在各医疗单位都建有影像科室。现代的影像设备,除了常规的影像诊断设备外,USG、Ct、SPECT乃至MRI等先进设备已在较大的医疗单位应用,并积累了较为丰富的经验。医学影像学专业的书刊种类很多,在医学、教学、科研、培养专业人才和学术交流等方面发挥了积极的作用。作为学术团体的全国放射学会和各地分会,有力地推动了国内和国际的学术交流。影像设备,包括常规的和先进的设备,如CT和MRI设备,以及如胶片,显、定影剂和造影剂等。中国已能自行设计、生产或组装。

二、X 线成像

(一)产生特性

1. X 线的产生

1895 年,德国科学家伦琴发现了具有很高能量,肉眼看不见,但能穿透不同物质,能使荧光物质发光的射线。因为当时对这个射线的性质还不了解,因此称之为 X 射线。为纪念发现者,后来也称为伦琴射线,现简称 X 线(X – ray)。

一般说,高速行进的电子流被物质阻挡即可产生 X 线。具体说,X 线是在真空管内高速行进成束的电子流撞击钨(或钼)靶时而产生的。因此,X 线发生装置,主要包括 X 线管、变压器和操作台。

X 线管为一高真空的二极管,杯状的阴极内装着灯丝;阳极由呈斜面的钨靶和附属散热装置组成。

变压器为提供 X 线管灯丝电源和高电压而设置。一般前者仅需 12 V 以下,为一降压变压器;后者需 40 ~ 150 kV(常用为 45 ~ 90 kV)为一升压变压器。

操作台主要为调节电压、电流和曝光时间而设置,包括电压表、电流表、时计、调节旋钮和开关等。

在 X 线管、变压器和操作台之间以电缆相连。

X 线的发生程序是接通电源,经过降压变压器,供 X 线管灯丝加热,产生自由电子并云集在阴极附近。当升压变压器向 X 线管两极提供高压电时,阴极与阳极间的电势差陡增,处于活跃状态的自由电子,受强有力的吸引,使成束的电子,以高速由阴极向阳极行进,撞击阳极钨靶原子结构。此时发生了能量转换,其中约 1% 以下的能量形成了 X 线,其余 99% 以上则转换为热能。前者主要由 X 线管窗口发射,后者由散热设施散发。

2. X 线的特性

X 线是一种波长很短的电磁波。波长范围为 0.0006 ~ 50 nm。X 线诊断常用的 X 线波长范围为 0.008 ~ 0.031 nm(相当于 40 ~ 150 kV 时)。在电磁辐射谱中,居 γ 射线与紫外线之间,比可见光的波长要短得多,肉眼看不见。

除上述一般物理性质外,X 线还具有以下几方面与 X 线成像相关的特性:

穿透性:X 线波长很短,具有很强的穿透力,能穿透一般可见光不能穿透的各种不同密度的物质,并在穿透过程中受到一定程度的吸收即衰减。X 线的穿透力与 X 线管电压密切相关,电压愈高,所产生的 X 线的波长愈短,穿透力也愈强;反之,电压低,

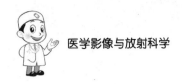
所产生的 X 线波长愈长,其穿透力也弱。另一方面,X 线的穿透力还与被照体的密度和厚度相关。X 线穿透性是 X 线成像的基础。

荧光效应:X 线能激发荧光物质(如硫化锌镉及钨酸钙等),使产生肉眼可见的荧光,即 X 线作用于荧光物质,使波长短的 X 线转换成波长长的荧光,这种转换叫作荧光效应。这个特性是进行透视检查的基础。

摄影效应:涂有溴化银的胶片,经 X 线照射后,可以感光,产生潜影,经显、定影处理,感光的溴化银中的银离子(Ag)被还原成金属银(Ag),并沉淀于胶片的胶膜内。此金属银的微粒,在胶片上呈黑色。而未感光的溴化银,在定影及冲洗过程中,从 X 线胶片上被洗掉,因而显出胶片片基的透明本色。依金属银沉淀的多少,便产生了黑和白的影像。所以,摄影效应是 X 线成像的基础。

电离效应:X 线通过任何物质都可产生电离效应。空气的电离程度与空气所吸收 X 线的量成正比,因而通过测量空气电离的程度可计算出 X 线的量。X 线进入人体,也产生电离作用,使人体产生生物学方面的改变,即生物效应。它是放射防护学和放射治疗学的基础。

(二)成像原理

X 线之所以能使人体在荧屏上或胶片上形成影像,一方面,是基于 X 线的特性,即其穿透性、荧光效应和摄影效应;另一方面,是基于人体组织有密度和厚度的差别。由于存在这种差别,当 X 线透过人体各种不同组织结构时,它被吸收的程度不同,所以到达荧屏或胶片上的 X 线量即有差异。这样,在荧屏或 X 线上就形成黑白对比不同的影像。

因此,X 线影像的形成,应具备以下三个基本条件。首先,X 线应具有一定的穿透力,这样才能穿透照射的组织结构;第二,被穿透的组织结构,必须存在着密度和厚度的差异,这样,在穿透过程中被吸收后剩余下来的 X 线量,才会是有差别的;第三,这个有差别的剩余 X 线,仍是不可见的,还必须经过显像这一过程,如经 X 线片、荧屏或电视屏显示才能获得具有黑白对比、层次差异的 X 线影像。

人体组织结构,是由不同元素所组成,依各种组织单位体积内各元素量总和的大小而有不同的密度。人体组织结构的密度可归纳为三类:属于高密度的有骨组织和钙化灶等;中等密度的有软骨、肌肉、神经、实质器官、结缔组织及体内液体等;低密度的有脂肪组织及存在于呼吸道、胃肠道、鼻窦和乳突内的气体等。

当强度均匀的 X 线穿透厚度相等的不同密度组织结构时,由于吸收程度不同。在 X 线片上或荧屏上显出具有黑白(或明暗)对比、层次差异的 X 线影像。

在人体结构中,胸部的肋骨密度高,对 X 线吸收多,照片上呈白影;肺部含气体密度低,X 线吸收少,照片上呈黑影。

X 线穿透低密度组织时,被吸收少,剩余 X 线多,使 X 线胶片感光多,经光化学反应还原的金属银也多,故 X 线胶片呈黑影;使荧光屏所生荧光多,故荧光屏上也就明亮。高密度组织则恰相反病理变化也可使人体组织密度发生改变。例如,肺结核病变可在原属低密度的肺组织内产生中等密度的纤维性改变和高密度的钙化灶。在胸片上,于肺影的背景上出现代表病变的白影。因此,不同组织密度的病理变化可产生相应的病理 X 线影像。

人体组织结构和器官形态不同,厚度也不一致。其厚与薄的部分,或分界明确,或逐渐移行。厚的部分,吸收 X 线多,透过的 X 线少,薄的部分则相反。因此,在 X 线片和荧屏上显示出的黑白对比和明暗差别,以及由黑到白和由明到暗,其界线呈比较分明或渐次移行,都是与它们厚度间的差异相关的。

(1)X 线透过梯形体时,厚的部分,X 线吸收多,透过的少,照片上呈白影,薄的部分相反,呈黑影。白影与黑影间界限分明。荧光屏上,则恰好相反。(2)X 线透过三角形体时,其吸收及成影与梯形体情况相似,但黑白影是逐步过渡的,无清楚界限。荧光屏所见相反。(3)X 线透过管状体时,其外周部分,X 线吸收多,透过的少,呈白影,其中间部分呈黑影,白影与黑影间分界较为清楚,荧光屏所见相反。

由此可见,密度和厚度的差别是产生影像对比的基础,是 X 线成像的基本条件。应当指出,密度与厚度在成像中所起的作用要看哪一个占优势。例如,在胸部、肋骨密度高但厚度小,而心脏大血管密度虽低,但厚度大,因而心脏大血管的影像反而比肋骨影像白。同样,胸腔大量积液的密度为中等,但因厚度大,所以其影像也比肋骨影像为白。需要指出,人体组织结构的密度与 X 线片上的影像密度是两个不同的概念。前者是指人体组织中单位体积内物质的质量,而后者则指 X 线片上所示影像的黑白。但是,物质密度与其本身的比重成正比,物质的密度高,比重大,吸收的 X 线量多,影像在照片上呈白影。反之,物质的密度低,比重小,吸收的 X 线量少,影像在照片上呈黑影。因此,照片上的白影与黑影,虽然也与物体的厚度有关,但却可反映物质密度的高低。在术语中,通常用密度的高与低表达影像的白与黑。例如,用高密度、中等密度和低密度分别表达白影、灰影和黑影,并表示物质密度。人体组织密度发生改变时,则用密度增高或密度减低来表达影像的白影与黑影。

(三)成像设备

X 线机包括 X 线管及支架、变压器、操作台以及检查床等基本部件。20 世纪60

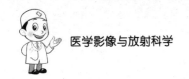

年代以来,影像增强和电视系统技术的应用,使它们逐渐成为新型 X 线机的主要部件之一。为了保证 X 线摄影质量,新型 X 线机在摄影技术参数的选择、摄影位置的校正方面,都更加计算机化、数字化、自动化。为适应影像诊断学专业的发展,近 30 多年来,除通用型 X 线机以外,又开发了适用于心血管、胃肠道、泌尿系统、乳腺及介入放射、儿科、手术室等专用的 X 线机。

（四）成像特点

X 线图像是 X 线束穿透某一部位的不同密度和厚度组织结构后的投影总和,是该穿透路径上各层投影相互叠加在一起的影像。正位 X 线投影中,它既有前部,又有中部和总后的组织结构。重叠的结果,能使体内某些组织结构的投影因累积增益而得到很好的显示,也可使体内另一些组织结构的投影因减弱抵消而较难或不能显示。

由于 X 线束是从 X 线管向人体作锥形投射。因此,将使 X 线影像有一定程度放大并产生伴影。伴影使 X 线影像的清晰度减低。

锥形投射还可能对 X 线影像产生影响。处于中心射线部位的 X 线影像,虽有放大,但仍保持被照体原来的形状,并无图像歪曲或失真;而边缘射线部位的 X 线影像,由于倾斜投射,对被照体则既有放大,又有歪曲。

三、X 线检查

X 线图像是由从黑到白不同灰度的影像所组成。这些不同灰度的影像反映了人体组织结构的解剖及病理状态。对于缺乏自然对比的组织或器官,可人为地引入一定量的、在密度上高于或低于它的物质,便产生人工对比。因此,自然对比和人工对比是 X 线检查的基础。

（一）普通检查

荧光透视:简称透视。为常用 X 线检查方法。由于荧光亮度较低,因此透视一般须在暗室内进行,透视前须对视力行暗适应。采用影像增强电视系统,影像亮度明显增强,效果更好。透视的主要优点是可转动患者体位,改变方向进行观察;了解器官的动态变化,如心、大血管搏动、膈运动及胃肠蠕动等;透视的设备简单,操作方便,费用较低,可立即得出结论等。主要缺点是荧屏亮度较低,影像对比度及清晰度较差,难于观察密度与厚度差别较少的器官,以及密度与厚度较大的部位。例如,头颅、腹部、脊柱、骨盆等部位均不适宜透视。另外,缺乏客观记录也是一个重要缺点。

X 线摄影:所得照片常称平片。这是应用最广泛的检查方法。优点是成像清晰,对比度及清晰度均较好;不难使密度、厚度较大或密度、厚度差异较小部位的病变显影;可作为客观记录,便于复查时对照和会诊。缺点是每一照片仅是一个方位和一瞬间的 X 线影像,为建立立体概念,常需作互相垂直的两个方位摄影,例如,正位及侧位;对功能方面的观察,不及透视方便和直接;费用比透视稍高。

这两种方法各具优缺点,互相配合,取长补短,可提高诊断的正确性。

（二）特殊检查

体层摄影:普通 X 线片是 X 线投照路径上所有影像重叠在一起的总和投影。一部分影像因与其前、后影像重叠,而不能显示。体层摄影则可通过特殊的装置和操作获得某一选定层面上组织结构的影像,而不属于选定层面的结构则在投影过程中被模糊掉。体层摄影常用以明确平片难于显示、重叠较多和处于较深部位的病变。多用于了解病变内部结构有无破坏、空洞或钙化,边缘是否锐利,以及病变的确切部位和范围;显示气管、支气管腔有无狭窄、堵塞或扩张;配合造影检查以观察选定层面的结构与病变。

软线摄影:采用能发射软 X 线的钼靶管球,用以检查软组织,特别是乳腺的检查。

其他:特殊检查方法尚有①放大摄影,采用微焦点和增大人体与照片距离以显示较细微的病变;②荧光摄影,荧光成像基础上进行缩微摄片,主要用于集体体检;③记波摄影,采用特殊装置以波形的方式记录心、大血管搏动,膈运动和胃肠蠕动等。

在曝光时,X 线管与胶片作相反方向移动,而移动的轴心即在选定层面的平面上。结果,在被检查的部位内,只有选定的一层结构始终投影在胶片上的固定位置(A′),从而使该层面的结构清楚的显影,而其前后各层结构则因曝光时,在胶片上投影的位置不断移动而成模糊影像(B′)。

（三）造影检查

人体组织结构中,有相当一部分,只依靠它们本身的密度与厚度差异不能在普通检查中显示。此时,可以将高于或低于该组织结构的物质引入器官内或周围间隙,使之产生对比以显影,此即造影检查。引入的物质称为造影剂。造影检查的应用,显著扩大了 X 线检查的范围。

1.造影剂按密度高低分为高密度造影和低密度造影剂两类

（1）高密度造影剂为原子序数高、比重大的物质。常用的有钡剂和碘剂。

钡剂为医用硫酸钡粉末,加水和胶配成。根据检查部位及目的,按粉末微粒大小、均匀性,以及用水和胶的量配成不同类型的钡混悬液,通常以重量/体积来表示浓度。硫酸钡混悬液主要用于食管及胃肠造影,并可采用钡气双重对比检查,以提高诊断

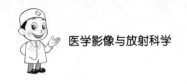

质量。

碘剂种类繁多,应用很广,分有机碘和无机碘制剂两类。

有机碘水剂类造影剂注入血管内以显示器官和大血管,已有数十年历史,且成为常规方法。它主要经肝或肾从胆道或泌尿道排出,因而广泛用于胆管及胆囊、肾盂及尿路、动脉及静脉的造影,以及作 CT 增强检查等。20 世纪 70 年代以前均采用离子型造影剂。这类高渗性离子型造影剂,可引起血管内液体增多和血管扩张,肺静脉压升高,血管内皮损伤及神经毒性较大等缺点,使用中可出现毒副反应。20 世纪 70 年代开发出非离子型造影剂,它具有相对低渗性、低黏度、低毒性等优点,大大降低了毒副反应,适用于血管、神经系统及造影增强 CT 扫描。惜费用较高,尚难于普遍使用。

上述水溶性碘造影剂有以下类型:①离子型,以泛影葡胺为代表;②非离子型以碘苯六醇、碘普罗胺、碘必乐为代表;③非离子型二聚体,以碘曲仑为代表。

无机制碘剂当中,布什化油含碘40%,常用于支气管、瘘管子官输入卵管造影等。碘化油造影后吸收极慢,故造影完毕应尽可能吸出。

脂肪酸碘化物的碘苯酯,可注入椎管内作脊髓造影,但现已用非离子型二聚体碘水剂。

(2)低密度造影剂为原子序数低、比重小的物质。应用于临床的有二氧化碳、氧气、空气等。在人体内二氧化碳吸收最快,空气吸收最慢。空气与氧气均不能注入正在出血的器官,以免发生气栓。可用于蛛网膜下腔、关节囊、腹腔、胸腔及软组织间隙的造影。

2.造影方式

(1)直接引入包括以下几种方式。①口服法:食管及胃肠钡餐检查;②灌注法:钡剂灌肠,支气管造影,逆行胆道造影,逆行泌尿道造影,瘘管、脓腔造影及子宫输卵管造影等;③穿刺注入法:可直接或经导管注入器官或组织内,如心血管造影,关节造影和脊髓造影等。

(2)间接引入造影剂先被引入某一特定组织或器官内,后经吸收并聚集于欲造影的某一器官内,从而使之显影,包括吸收性与排泄性两类。吸收性如淋巴管造影,排泄性如静脉胆道造影或静脉肾盂造影和口服法胆囊造影等。前二者是经静脉注入造影剂后,造影剂聚集于肝、肾,再排泄入胆管或泌尿道内。后者是口服造影剂后,造影剂经肠道吸收进入血循环,再到肝胆并排入胆囊内,即在蓄积过程中摄影,现已少用。

3.检查前准备

各种造影检查都有相应的检查前准备和注意事项。必须严格执行,认真准备,以保证检查效果和患者的安全。应备好抢救药品和器械,以备急需。

在造影剂中,钡剂较安全,气体造影时应防止气栓的发生。静脉内气栓发生后应立即将患者置于左侧卧位,以免气体进入肺动脉。造影反应中,以碘造影剂过敏较常见并较严重。在选用碘造影剂行造影时,以下几点值得注意:①了解患者有无造影的禁忌证,如严重心、肾疾病和过敏体质等;②做好解释工作,争取患者合作;③造影剂过敏试验,一般用 1 ml30% 的造影剂静脉注射,观察 15 分钟,如出现胸闷、咳嗽、气促、恶心、呕吐和荨麻疹等,则为阳性,不宜造影检查。但应指出,尽管无上述症状,造影中也可发生反应。因此,关键在于应有抢救过敏反应的准备与能力;④作好抢救准备,严重反应包括周围循环衰竭和心脏停搏、惊厥、喉水肿、肺水肿和哮喘发作等。遇此情况,应立即终止造影并进行抗休克、抗过敏和对症治疗。呼吸困难应给氧,周围循环衰竭应给去甲肾上腺素,心脏停搏则需立即进行心脏按压。

(四)方法选择

X 线检查方法的选择,应该在了解各种 X 线检查方法的适应症、禁忌证和优缺点的基础上,根据临床初步诊断,提出一个 X 线检查方案。一般应当选择安全、准确、简便而又经济的方法。因此,原则上应首先考虑透视或拍平片,必要时才考虑造影检查。但也不是绝对的,例如,不易为 X 线穿透的部位,如颅骨就不宜选择透视,而应摄平片。有时两三种检查方法都是必需的,如对于某些先天性心脏病,准备手术治疗的患者,不仅需要胸部透视与平片,还必须作心管造影。对于可能产生一定反应和有一定危险的检查方法,选择时更应严格掌握适应症,不可视作常规检查加以滥用,以免给患者带痛苦和损失。

四、CT 成像

(一)基本原理

CT 是用 X 线束对人体某部一定厚度的层面进行扫描,由探测器接收透过该层面的 X 线,转变为可见光后,由光电转换变为电信号,再经模拟/数字转换器转为数字,输入计算机处理。图像形成的处理有如对选定层面分成若干个体积相同的长方体,称之为体素。扫描所得信息经计算而获得每个体素的 X 线衰减系数或吸收系数,再排列成矩阵,即数字矩阵。数字矩阵可存贮于磁盘或光盘中。经数字/模拟转换器把数字矩阵中的每个数字转为由黑到白不等灰度的小方块,即像素,并按矩阵排列,即构成CT 图像。所以,CT 图像是重建图像。每个体素的 X 线吸收系数可以通过不同的数学方法算出。

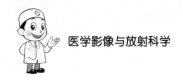
（二）CT设备

CT设备主要有以下三部分：①扫描部分由X线管、探测器和扫描架组成；②计算机系统，将扫描收集到的信息数据进行贮存运算；③图像显示和存储系统，将经计算机处理、重建的图像显示在电视屏上或用多幅照相机或激光照相机将图像摄下。探测器从原始的1个发展到多达4800个。扫描方式也从平移/旋转、旋转/旋转、旋转/固定，发展到新近开发的螺旋CT扫描。计算机容量大、运算快，可达到立即重建图像。由于扫描时间短，可避免运动，例如，呼吸运动的干扰，可提高图像质量；层面是连续的，所以不至于漏掉病变，而且可行三维重建，注射造影剂作血管造影可得CT血管造影。超高速CT扫描所用扫描方式与前者完全不同。扫描时间可短到40 ms以下，每秒可获得多帧图像。由于扫描时间很短，可摄得电影图像，能避免运动所造成的伪影，因此，适用于心血管造影检查以及小儿和急性创伤等不能很好地合作的患者检查。

（三）图像特点

CT图像是由一定数目由黑到白不同灰度的像素按矩阵排列所构成。这些像素反映的是相应体素的X线吸收系数。不同CT装置所得图像的像素大小及数目不同。大小可以是1.0 mm×1.0 mm，0.5 mm×0.5 mm不等；数目可以是256×256，即65536个，或512×512，即262 144个不等。显然，像素越小，数目越多，构成图像越细致，即空间分辨力高。CT图像的空间分辨力不如X线图像高。

CT图像是以不同的灰度来表示，反映器官和组织对X线的吸收程度。因此，与X线图像所示的黑白影像一样，黑影表示低吸收区，即低密度区，如肺部；白影表示高吸收区，即高密度区，如骨骼。但是，CT与X线图像相比，CT的密度分辨力高，即有高的密度分辨力。因此，人体软组织的密度差别虽小，吸收系数虽多接近于水，也能形成对比而成像。这是CT的突出优点。所以，CT可以更好地显示由软组织构成的器官，如脑、脊髓、纵隔、肺、肝、胆、胰以及盆部器官等，并在良好的解剖图像背景上显示出病变的影像。

X线图像可反映正常与病变组织的密度，如高密度和低密度，但没有量的概念。CT图像不仅以不同灰度显示其密度的高低，还可用组织对X线的吸收系数说明其密度高低的程度，具有一个量的概念。实际工作中，不用吸收系数，而换算成CT值，用CT值说明密度。单位为Hu（Hounsfield unit）。

水的吸收系数为10，CT值定为0 Hu，人体中密度最高的骨皮质吸收系数最高，CT值定为+1 000 Hu，而空气密度最低，定为-1 000 Hu。人体中密度不同和各种组织

的 CT 值则居于 – 1000 Hu 到 + 1000 Hu 的 2000 个分度之间

人体软组织的 CT 值多与水相近,但由于 CT 有高的密度分辨力,所以密度差别虽小,也可形成对比而显影。

CT 值的使用,使在描述某一组织影像的密度时,不仅可用高密度或低密度形容,且可用它们的 CT 值平说明密度高低的程度。

CT 图像是层面图像,常用的是横断面。为了显示整个器官,需要多个连续的层面图像。通过 CT 设备上图像的重建程序的使用,还可重建冠状面和矢状面的层面图像。

五、CT 检查

患者卧于检查床上,摆好位置,选好层面厚度与扫描范围,并使扫描部位伸入扫描架的孔内,即可进行扫描。大都用横断面扫描,层厚用 5 或 10mm,特殊需要可选薄层,如 2 mm。患者要不动,胸、腹部扫描要停止呼吸。因为轻微的移动或活动可造成伪影,影响图像质量。

CT 检查分平扫、造影增强扫描和造影扫描。

（一）平扫

是指不用造影增强或造影的普通扫描。一般都是先作平扫。

（二）造影增强

是经静脉注入水溶性有机碘剂,如 60% ~76% 泛影葡胺 60 ml 后再行扫描的方法。血内碘浓度增高后,器官与病变内碘的浓度可产生差别,形成密度差,可能使病变显影更为清楚。方法分团注法、静滴法和静注与静滴法几种。

（三）造影扫描

是先作器官或结构的造影,然后再行扫描的方法。例如向脑池内注入碘曲仑 8 ~ 10 ml 或注入空气 4 ~6 ml 行脑池造影再行扫描,称之为脑池造影 CT 扫描,可清楚显示脑池及其中的小肿瘤。

六、CT 诊断

在观察分析时,应先了解扫描的技术条件,是平扫还是增强扫描,再对每帧 CT 图像进行观察。结合一系列多帧图像的观察,可立体地了解器官大小、形状和器官间的解剖关系。病变在良好的解剖背景上显影是 CT 的特点,也是诊断的主要根据,但凡病变够大并同邻近组织有足够的密度差,即可显影。根据病变密度高于、低于或等于

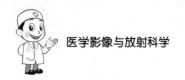

所在器官的密度而分为高密度、低密度或等密度病变。如果密度不均,有高有低,则为混杂密度病变。发现病变要分析病变的位置、大小、形状、数目和边缘,还可测定CT值以了解其密度的高低。如行造影增强扫描,则应分析病变有无密度上的变化,即有无强化。如病变密度不增高,则为不强化;密度增高,则为强化。强化程度不同,形式亦异,可以是均匀强化,或不均匀强化,或不均匀强化,或只病变周边强化,即环状强化。对强化区行CT值测量,并与平扫的CT值比较,可了解强化的程度。此外,还要观察邻近器官和组织的受压、移位和浸润、破坏等。

综合分析器官大小、形状的变化,病变的表现,以及邻近器官受累情况,就有可能对病变的位置、大小与数目、范围以及病理性质作出判断。和其他成像技术一样,还需要与临床资料结合,并同其他影像诊断综合分析。

CT在发现病变、确定病变位置及大小与数目方面是较敏感而可靠的,但对病理性质的诊断,也有一定的限制。

七、CT应用

CT诊断由于它的特殊诊断价值,已广泛应用于临床。但CT设备比较昂贵,检查费用偏高,某些部位的检查,诊断价值,尤其是定性诊断,还有一定限度,所以不宜将CT检查视为常规诊断手段,应在了解其优势的基础上,合理地选择应用。

CT检查对中枢神经系统疾病的诊断价值较高,应用普遍。对颅内肿瘤、脓肿与肉芽肿、寄生虫病、外伤性血肿与脑损伤、脑梗塞与脑出血以及椎管内肿瘤与椎间盘脱出等病诊断效果好,诊断较为可靠。因此,脑的X线造影除脑血管造影仍用以诊断颅内动脉瘤、血管发育异常和脑血管闭塞以及了解脑瘤的供血动脉以外,其他如气脑、脑室造影等均已少用。螺旋CT扫描,可以获得比较精细和清晰的血管重建图像,即CTA,而且可以做到三维实时显示,有希望取代常规的脑血管造影。

CT对头颈部疾病的诊断也很有价值。例如,对眶内占位病变、鼻窦早期癌、中耳小胆指瘤、听骨破坏与脱位、内耳骨迷路的轻微破坏、耳先天发育异常以及鼻咽癌的早期发现等。但明显病变,X线平片已可确诊者则无须CT检查。

少支胶质细胞瘤。增强,右额、顶叶有一较大不规则肿块,强化不均,周围有低密度水肿区。

星形细胞瘤。增强,左额顶叶有一不均匀强化肿块,不规则,内有未有强化的低密度区,周围有低密度水肿区,中线结构右移。

胸腺增生。平扫,胸腺区有一分叶状密度均一病灶,仍呈胸腺状,主动脉受压右移。

肝脓肿。平扫,肝右叶有一低密度灶类圆形,中心部密度更低为脓腔,周边为脓肿壁呈"双边征"。

腰椎骨折。平扫,椎弓多处中断,椎管变形,其内可见碎骨片。

肝转移癌。增强,肝左、右叶多个大小不一、不规则低密度灶,周边有细的强化环围绕。

肺脓肿。平扫,右上叶有一空洞性病灶,内壁光滑,并见气液平面,胸部 X 线片曾疑肺癌。

前列腺癌。平扫,前列腺分叶状增大,并向膀胱内突入。

对胸部疾病的诊断,CT 检查随着高分辨力 CT 的应用,日益显示出它的优越性。通常采用造影增强扫描以明确纵隔和肺门有无肿块或淋巴结增大、支气管有无狭窄或阻塞,对原发和转移性纵隔肿瘤、淋巴结结核、中心型肺癌等的诊断,均很大帮助。肺内间质、实质性病变也可以得到较好的显示。CT 对平片检查较难显示的部分,如同心、大血管重叠病变的显示,更具有优越性。对胸膜、膈、胸壁病变,也可清楚显示。

心及大血管的 CT 检查,尤其是后者,具有重要意义。心脏方面主要是心包病变的诊断。心腔及心壁的显示。由于扫描时间一般长于心动周期,影响图像的清晰度,诊断价值有限。但冠状动脉和心瓣膜的钙化、大血管壁的钙化及动脉瘤改变等,CT 检查可以很好显示。

腹部及盆部疾病的 CT 检查,应用日益广泛,主要用于肝、胆、胰、脾,腹膜腔和腹膜后间隙,以及泌尿和生殖系统的疾病诊断,尤其是占位性病变、炎症性和外伤性病变等。胃肠病变向腔外侵犯以及邻近和远处转移等,CT 检查也有很大价值。当然,胃肠管腔内病变情况主要仍依赖于钡剂造影和内镜检查及病理活检。

骨关节疾病,多数情况可通过简便、经济的常规 X 线检查确诊,因此使用 CT 检查相对较少。

八、未来发展

医学影像学发展新形势不断发展。在新世纪,知识与经济的全球化和可持续发展将成为人类社会和经济发展的主流。其中,生命科学和信息科学将是跨世纪科学发展的主要学科。

现代医学是循证医学,医学影像学包涵了多种影像检查、治疗手段,已成为临床最大的证源。值得一提的是,医学影像学发展的趋势是多种影像检查手段的融合和优化

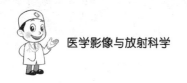

选择。此外,医学影像学专业内部也需要信息交流和相互融合。

医学影像学的发展表现为以下几个方面,图像数字化是影像发展的基本需要;设备网络化可以提高设备的使用及保障效率;诊断综合化能优化多种影像检查,提高诊断的准确率;分组系统化能更紧密地与临床结合,充分发挥综合影像的优势;而存档无片化则是实现数字化管理。

（一）影像全数字化建设的必要性

影像科室的数字化是医院数字化建设的一个重要部分,它的主要优点表现为:能够简化和精确科室管理,提供全新的数字影像阅片方式;减少烦琐的档案管理;完整保留图像数据,对科研、教学和解决未来可能的法律纠纷是最好的保障;减少胶片用量,节省相机、洗片机药水。

影像科室的数字化还是临床科室的需求。影像信息为临床所用,在临床诊治过程中,特别能使急诊科、手术室这些急需看到影像的部门迅速得到影像资料,提高急诊、急救水平,明显地加快医疗程序,并更好地为患者服务。

此外,影像科室的数字化也是学科发展的需求,影像资料的数字化是影像资源共享与远程会诊的前提,通过数字化、信息化、网络化,医院可实现管理工作的现代化。此外,数字化也为医护人员提供了大量可随意调用的影像数据和资料,从而产生更大的社会效益和经济效益。

（二）数字化大影像学

医院数字化建设是电子工业、计算机技术和医学结合的产物,它是影像学发展的必然,也是整个科学发展的必然。科学发展到今天,电子信息、计算机技术都得到了充分发展,它们结合的产物是数字化影像发展的起源和基础。数字化影像学的主要优点表现为:能将模拟死图像变成可再用或数据,进一步将二维的平面图像变成多维的立体图像;可以使影像定量诊断成为可能;彻底改变了传统的医学影像视观、使用、存储和管理方式。

数字化影像是把过去的模拟图像变成了可再用的数据。过去,医院给病人的是一张 X 光片,它只能记录病人在当前条件下的影像,不能通过它看到新的东西。而数字化把影像变成一种活的数据,能把过去二维的平面图像变成多维的立体图像,从过去的只有一个平面和长宽变成了一个长、宽、高或前后、左右、上下的立体图像。

由于引入的功能不同,医学影像学本身不仅反映三维立体结构,同时还包括如时间、分辨率等元素。在功能变化中,我们称其为四维图像。过去我们只能进行定性判定，没有确切的数据对患者的片子做定量判定。借助数字化影像，我们可以对这些做出准确测量。例如，通过对患者影像 CT 值的测量，可以明确得出其病变的组织类型，从而做出诊断。

在数字化平台的基础上，借助数字化影像，我们可以清楚显示出整个血管走行，甚至可以看到器官末梢的微细血管分支，这有利于我们探讨血管的病变。

（三）大影像及全数字化的标准

影像全数字化的标准应该表现为：放射科的全部检查设备（XR、CT、MRI、DSA 等）都必须实现数字化；所有以显示人体器官和组织大体形态学信息作为诊断目的的影像检查手段（BU、NM）都必须实现数字化；医院所有与影像诊断、治疗相关的信息（申请、报告等）都必须实现数字化。

大影像的标准主要表现为组成诊断和治疗兼备的现代医学影像学科，包括放射（含 XR、CT、MRI、DSA）、超声、核医学等多种诊断性成像技术和介入治疗技术。同时在放射科内实现以系统分组而不是设备划分。所谓系统分组，主要是指现代医学影像学在分组时按照临床学科的设置，从系统上划分，这样能同时综合放射、超声、核医学等所有资料，这对病人的诊断来说也可以提供更多依据。这就是大影像，这样才能使整个数字影像资料能够互相利用起来。

（四）全数字化大影像的意义

医院实现全数字化为医学影像学的发展，如图像调控、观片模式、诊断质量、传输归档、信息交流、管理奠定了基础。

它为临床参考调阅影像提供了最佳便捷模式，同时远程会诊解决了边远地区百姓就医的问题，促进了医学影像教学和科研工作的开展。此外，全数字化提升了医学影像学的平台，与生物技术、基因工程和医学生物工程的结合将加速预防和诊治技术的更新（PET－CT、MRI－CT）。

大影像学有利于医院各种影像技术之间的选择优化、信息互补，能够实现诊断与治疗之间的密切结合，极大地促进了医学影像的人才培养和学科发展，同时还有利于国家级、多层次、高水平综合影像科研项目的申报。而全数字化大影像学则可以起到 $1+1 \geq 2$ 的效果，它是对医学影像视观、使用、存储和管理方式的彻底改革。

数字化影像能够彻底改变传统医学影像视观。传统的视观一般是荧光屏透视或看胶片，而我们有很多种方法，借助数字影像，我们在影像资料的使用上有了新的处理，其中包括存储的管理方式。

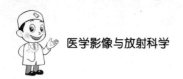

　　数字化影像能带给我们无穷的好处,数字化建设首先能够满足科室的需要,简化科室的管理,可以减少医生的劳动强度,并保留病人原始就诊数据,从而使医生在做诊断时更精细,对医生的科研、教学都有很大的帮助,同时也可以解决未来可能发生的法律纠纷。

　　医学影像学的发展,使医生对图像的调阅、图像质量的控制等有了更大的主动性。而且,它也使得医生工作的关键模式发生了改变。过去医生看病人的 CT 片,都是一张一张来看,而当下扫一个病人的图像,就有 1 000 幅图像,一天下来会产生万幅图像,医生根本没法彻底看完这些片子。借助医学影像学,可以先对这些片子进行处理,使之融合成为一个三维立体,这样医生就可以先看立体图像。数字影像对诊断质量、图文控制、传输归档、信息的交流,以及科室管理等都奠定了基础。它为临床参考影像提供了一个最佳便捷的模式,解决了很多疑难问题和边缘问题。

　　必须指出的是,信息技术的发展的确给我们提供了极大方便,也促进了医学影像和教学科研工作的开展,它和生物技术、基因工程,以及医学工程的结合,会加速新技术的更新。

　　(五)数字化大影像学面临的挑战

　　由于历史原因,当前我国绝大多数医院的放射、超声和核医学都是独立科室,甚至放射科内的 XR、CT、MRI 都各自为战。很多医院受旧观念束缚,在实施方面存在误区,理想一步到位,只看到医疗设备的更新,忽视了医院设备全数字化的重要性。因此,各级医院应该提高对数字化大影像学的认识,更新观念,积极推进其在医院的应用。

第二章　医学成像系统

第一节　X 线机

一、射线发现

1895 年,德国物理学家伦琴在研究阴极射线管中气体放电现象时,用一只嵌有两个金属电极(一个叫作阳极,一个叫作阴极)的密封玻璃管,在电极两端加上几万伏的高压电,用抽气机从玻璃管内抽出空气。为了遮住高压放电时的光线(一种弧光)外泄,在玻璃管外面套上一层黑色纸板。他在暗室中进行这项实验时,偶然发现距离玻璃管两米远的地方,一块用铂氰化钡溶液浸洗过的纸板发出明亮的荧光。再进一步试验,用纸板、木板、衣服及厚约两千页的书,都遮挡不住这种荧光。更令人惊奇的是,当用手去拿这块发荧光的纸板时,竟在纸板上看到了手骨的影像。

当时伦琴认定:这是一种人眼看不见、但能穿透物体的射线。因无法解释它的原理,不明它的性质,故借用了数学中代表未知数的"X"作为代号,称为"X"射线(或称 X 射线或简称 X 线)。这就是 X 射线的发现与名称的由来。此名一直沿用。后人为纪念伦琴的这一伟大发现,又把它命名为伦琴射线。

X 射线的发现人类历史上具有极其重要的意义,它为自然科学和医学开辟了一条崭新的道路,为此 1901 年伦琴荣获物理学第一个诺贝尔奖奖金。

科学总是在不断发展的,经伦琴及各国科学家的反复实践和研究,逐渐揭示了 X 射线的本质,证实它是一种波长极短,能量很大的电磁波。它的波长比可见光的波长

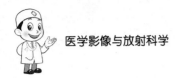

更短(约在 0.001～100 nm,医学上应用的 X 射线波长约在 0.001～0.1 nm 之间),它的光子能量比可见光的光子能量大几万至几十万倍。因此,X 射线除具有可见光的一般性质外,还具有自身的特性。

二、射线性质

(一)物理效应

1. 穿透作用

穿透作用是指 X 射线通过物质时不被吸收的能力。X 射线能穿透一般可见光所不能透过的物质。可见光因其波长较长,光子其有的能量很小,当射到物体上时,一部分被反射,大部分为物质所吸收,不能透过物体;而 X 射线则不然,咽其波长短,能量大,照在物质上时,仅一部分被物质所吸收,大部分经由原子间隙而透过,表现出很强的穿透能力。X 射线穿透物质的能力与 X 射线光子的能量有关,X 射线的波长越短,光子的能量越大,穿透力越强。X 射线的穿透力也与物质密度有关,密度大的物质,对 X 射线的吸收多,透过少;密度小者,吸收少,透过多。利用差别吸收这种性质可以把密度不同的骨骼、肌肉、脂肪等软组织区分开来。这正是 X 射线透视和摄影的物理基础。

2. 电离作用

物质受 X 射线照射时,使核外电子脱离原子轨道,这种作用叫电离作用。在光电效应和散射过程中,出现光电子和反冲电子脱离其原子的过程叫一次电离,这些光电子或反冲电子在行进中又和其他原子碰撞,使被击原子逸出电子叫二次电离。在固体和液体中,电离后的正、负离子将很快复合,不易收集。但在气体中的忘离电荷却很容易收集起来,利用电离电荷的多少可测定 X 射线的照射量,X 射线测量仪器正是根据这个原理制成的。由于电离作用,使气体能够导电;某些物质可以发生化学反应;在有机体内可以诱发各种生物效应。电离作用是 X 射线损伤和治疗的基础。

3. 荧光作用

由于 X 射线波长很短,因此是不可见的。但它照射到某些化合物如磷、铂氰化钡、硫化锌镉、钨酸钙等时,由于电离或激发使原子处于激发状态,原子回到基态过程中,由于价电子的能级跃迁而辐射出可见光或紫外线,这就是荧光。X 射线使物质发生荧光的作用叫荧光作用。荧光强弱与 X 射线量成正比。这种作用是 X 射线应用于透视的基础。在 X 射线诊断工作中利用这种荧光作用可制成荧光屏,增感屏,影像增强器中的输入屏等。荧光屏用作透视时观察 X 射线通过人体组织的影像,增感屏用作摄影时增强胶片的感光量。

4.热作用

物质所吸收的X射线能,大部分被转变成热能,使物体温度升高,这就是热作用。

5.干涉、衍射、反射、折射作用

这些作用与可见光一样。在X射线显微镜、波长测定和物质结构分析中都得到应用。

（二）化学效应

1.感光作用

同可见光一样,X射线能使胶片感光。当X射线照射到胶片上的溴化银时,能使银粒子,沉淀而使胶片产生"感光作用"。胶片感光的强弱与X射线量成正比。当X射线通过人体时,因人体各组织的密度不同,对X射线量的吸收不同,致绽胶片上所获得的感光度不同,从而获得X射线的影像。这就是应用X射线作摄片检查的基础。

2.着色作用

某些物质如铂氰化钡、铅玻璃、水晶等,经X射线长期照射后,其结晶体脱水而改变颜色,这就叫作着色作用。

（三）生物效应

当X射线照射到生物机体时,生物细胞受到抑制、破坏甚至坏死,致使机体发生不同程度的生理、病理和生化等方面的改变,称为X射线的生物效应。不同的生物细胞,对X射线有不同的敏感度。X射线可以治疗人体的某些疾病,如肿瘤等。另一方面,它对正常机体也有伤害,因此要注意人体的防护。X射线的生物效应归根结底是由X射线的电离作用造成的。由于X射线具有如上效应,因而在工业、农业、科学研究等各种领域,获得了广泛的应用,如工业探伤,晶体分析等。在医学上,X射线技术已成为对疾病进行诊断和治疗的专门学科,在医疗卫生事业中占有重要地位。

三、医学应用

（一）诊断

X射线应用于医学诊断,主要依据X射线的穿透作用、差别吸收、感光作用和荧光作用。由于X射线穿过人体时,受到不同程度的吸收,如骨骼吸收的X射线量比肌肉吸收的量要多,那么通过人体后的X射线量就不一样,这样便携带了人体各部密度分布的信息,在荧光屏上或摄影胶片上引起的荧光作用或感光作用的强弱就有较大差别,因而在荧光屏上或摄影胶片上(经过显影、定影)将显示出不同密度的阴影。根据

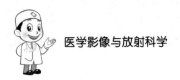

阴影浓淡的对比,结合临床表现、化验结果和病理诊断,即可判断人体某一部分是否正常。于是,X射线诊断技术便成了世界上最早应用的非刨伤性的内脏检查技术。

(二)治疗

X射线应用于治疗,主要依据其生物效应,应用不同能量的X射线对人体病灶部分的细胞组织进行照射时,即可使被照射的细胞组织受到破坏或抑制,从而达到对某些疾病,特别是肿瘤的治疗目的。

(三)防护

在利用X射线的同时,人们发现了导致病人脱发、皮肤烧伤、工作人员视力障碍,白血病等射线伤害的问题,为防止X射线对人体的伤害,必须采取相应的防护措施。以上构成了X射线应用于医学方面的三大环节——诊断、治疗和防护。

四、设备发展史

(一)离子X射线(1895—1912)

这是X射线设备的早期阶段。当时X射线机的结构非常简单,使用效率很低的含气式冷阴极离子X射线管,运用笨重的感应线圈发生高压,裸露式的高压机件,更没有精确的控制装置。X射线机装置容量小、效率低、穿透力弱、影像清晰度不高、缺乏防护0据资料记载,当时拍摄一张X射线骨盆像,需长达40~60 min的曝光时间,结果照片拍成之后,受检者的皮肤却被X射线烧伤。

(二)电子X射线(1913—1928)

随着电磁学、高真空技术及其他学科的发展,1910年美国物理学家W. D. Coolidge发表了钨灯丝X射线管制造成功的报告。1913年开始实际使用,它的最大特点是钨灯丝加热到白炽状态以提供管电流所需的电子,所以调节灯丝的加热温度就可以控制管电流,从而使管电压和管电流可以分别独立调节,而这正是提高影像质量所需要的。

1913年滤线栅的发明,部分地消除了散射线,提高了影像的质量。1914年制成了钨酸镉荧光屏,开始了X射线透视的应用。1923年发明了双焦点X射线管,解决了X射线摄影的需要。X射线管的功率可达几千瓦,矩形焦点的边长仅为几毫米,X射线影像质量大大提高。同时,造影剂的逐渐应用,使X射线的诊断范围也不断扩大。它不再是一件单纯拍摄骨骼影像的简单工具,却已成为对人体组织器官中那些自然对比差(对X射线吸收差小)的胃肠道、支气管、血管、脑室、肾、膀胱等也能检查的重要的医学诊断设施了。与此同时,X射线在治疗方面也开始得到应用。

五、分类

（一）诊断机

是指利用 X 线透过人体所形成的各种影像对患者进行诊断的 X 线机。它又可分为多种类型。

1. 按结构形式分类

（1）便携式：这种 X 线机结构简单，重量轻，装卸方便。整机机件可分别装于手提箱或背包内携带，适合院外做流动性临时检查。

（2）移动式：这种 X 线机结构紧凑，体积小，X 线发生装置和应用设备紧凑地组装在机座上，其机座带有滚轮或装有电瓶车，人力或电力驱动，移动方便。它能在病房内做流动性床边透视和摄影检查，如配有影像增强器和 X 线电视，可进行监视和介入性治疗。

（3）固定式：这种 X 线机机件多而重，结构复杂，需固定在专用机房内使用。这类机器对供电电源、机房、安装、调试等都有严格要求。

2. 按输出功率分类

按输出功率分类是指按 X 线管的标称功率如 10 kW、20 kW、50 kW 等，在中国通常以 X 线管答应通过的最大管电流的大小分类。

（1）小型：最大管电流在 100 mA 以下的 X 线机。

（2）中型：最大管电流在 200～500 mA 的 X 线机。

（3）大型：最大管电流在 500 mA 以上的 X 线机。

3. 按使用范围分类

（1）综合性 X 线机：具有透视和摄影等各种功能，适合做多种疾病和部位检查的 X 线机。

（2）专用 X 线机：为适应某些专科疾患检查而设计的 X 线机，如牙科 X 线机，乳腺摄影 X 线机、心血管造影 X 线机。

（3）多功能 X 线机：不同诊断设备的整合是医学影像设备的发展趋势。如西门子的多功能设备 AXIOM Luminos dRF，可用于 X 射线透视、摄影和血管造影医学影像诊断，同时具备介入功能。一台设备基本可以完成放射科常规检查。

（二）治疗机

根据 X 线的生物效应，对疾患进行治疗的 X 线机，按其用途可分为以下三类。

（1）接触治疗机，主要用于治疗皮肤表面或体腔浅层的疾患。

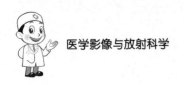
（2）表层治疗机，主要用于较大面积的皮肤或浅层疾患的治疗。

（3）深部治疗机，主要用于组织深部疾患的治疗。

第二节　CT

CT，即电子计算机断层扫描，它是利用精确准直的 X 线束、γ 射线、超声波等，与灵敏度极高的探测器一同围绕人体的某一部位作一个接一个的断面扫描，具有扫描时间快，图像清晰等特点，可用于多种疾病的检查；根据所采用的射线不同可分为：X 射线 CT（X-CT）、超声 CT（UCT）以及 γ 射线 CT（γ-CT）等。

一、成像原理

CT 是用 X 射线束对人体某部一定厚度的层面进行扫描，由探测器接收透过该层面的 X 射线，转变为可见光后，由光电转换变为电信号，再经模拟/数字转换器转为数字，输入计算机处理。图像形成的处理有如对选定层面分成若干个体积相同的长方体，称之为体素。

扫描所得信息经计算而获得每个体素的 X 射线衰减系数或吸收系数，再排列成矩阵，即数字矩阵，数字矩阵可存贮于磁盘或光盘中。经数字/模拟转换器把数字矩阵中的每个数字转为由黑到白不等灰度的小方块，即像素，并按矩阵排列，即构成 CT 图像。所以，CT 图像是重建图像。每个体素的 X 射线吸收系数可以通过不同的数学方法算出。

CT 的工作程序是这样的：它根据人体不同组织对 X 线的吸收与透过率的不同，应用灵敏度极高的仪器对人体进行测量，然后将测量所获取的数据输入电子计算机，电子计算机对数据进行处理后，就可摄下人体被检查部位的断面或立体的图像，发现体内任何部位的细小病变。

二、发展历史

自从 X 射线发现后，医学上就开始用它来探测人体疾病。但是，由于人体内有些器官对 X 线的吸收差别极小，因此 X 射线对那些前后重叠的组织的病变就难以发现。于是，美国与英国的科学家开始了寻找一种新的东西来弥补用 X 线技术检查人体病变的不足。

1963 年，美国物理学家科马克发现人体不同的组织对 X 线的透过率有所不同，在研究中还得出了一些有关的计算公式,这些公式为后来 CT 的应用奠定了理论基础。

1967 年,英国电子工程师亨斯菲尔德在并不知道科马克研究成果的情况下,也开始了研制一种新技术的工作。首先研究了模式的识别,然后制作了一台能加强 X 射线放射源的简单的扫描装置,即后来的 CT,用于对人的头部进行实验性扫描测量。后来,他又用这种装置去测量全身,获得了同样的效果。

1971 年 9 月,亨斯菲尔德又与一位神经放射学家合作,在伦敦郊外一家医院安装了他设计制造的这种装置,开始了头部检查。10 月 4 日,医院用它检查了第一个病人。患者在完全清醒的情况下朝天仰卧,X 线管装在患者的上方,绕检查部位转动,同时在患者下方装一计数器,使人体各部位对 X 线吸收的多少反映在计数器上,再经过电子计算机的处理,使人体各部位的图像从荧屏上显示出来。这次试验非常成功。

1972 年第一台 CT 诞生,仅用于颅脑检查,4 月,亨斯菲尔德在英国放射学年会上首次公布了这一结果,正式宣告了 CT 的诞生。

1974 年制成全身 CT,检查范围扩大到胸、腹、脊柱及四肢。

第一代 CT 机采取旋转/平移方式进行扫描和收集信息。由于采用笔形 X 线束和只有 1～2 个探测器,所采数据少,所需时间长,图像质量差。

第二代 CT 机扫描方式跟上一代没有变化,只是将 X 线束改为扇形,探测器增至 30 个,扩大了扫描范围,增加了采集数据,图像质量有所提高,但仍不能避免因患者生理运动所引起的伪影。

第三代 CT 机的探测器激增至 300～800 个,并与相对的 X 线管只作旋转运动,收集更多的数据,扫描时间在 5 s 以内,伪影大为减少,图像质量明显提高。

第四代 CT 机探测器增加到 1000～2400 个,并环状排列而固定不动,只有 X 线管围绕患者旋转,即旋转/固定式,扫描速度快,图像质量高。

第五代 CT 机将扫描时间缩短到 50 ms,解决了心脏扫描,是一个电子枪产生的电子束射向一个环形钨靶,环形排列的探测器收集信息。推出的 64 层 CT,仅用 0.33 s 即可获得病人的身体 64 层的图像,空间分辨率小于 0.4 mm,提高了图像质量,尤其是对搏动的心脏进行的成像。

三、相关参数

(一)CT 值

某物质的 CT 值等于该物质的衰减系数与水的吸收系数之差再与水的衰减系数相比之后乘以分度因素。物质的 CT 值反映物质的密度,即物质的 CT 值越高相当于

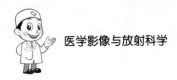

物质密度越高。

即 CT 值 $= \alpha \times (\mu m - \mu w)/\mu w$

α 为分度因数,其取值为 1000 时,CT 值的单位为亨氏单位(Hu)。人体内不同的组织具有不同的衰减系数,因而其 CT 值也各不相同。按照 CT 值的高低分别为骨组织,软组织,脂肪,水,气体,水的 CT 值为 0 Hu 左右。

(二)空间分辨率,密度分辨率,时间分辨率

前者指影像中能够分辨的最小细节,中者指能显示的最小密度差别,后者指机体活动的最短时间间距。

(三)层厚与层距

前者指扫描层的厚度,后者指两层中心之间的距离。

(四)部分容积效应

由于每层具有一定的厚度,在此厚度内可能包括密度不同的组织,因此,每一像素的 CT 值,实际所代表的是单位体积内各种组织的 CT 值的平均数,故不能反映该组织的真实 CT 值。

(五)窗宽与窗位

由于正常或异常的组织具有不同的 CT 值,范围波动在 $-1\,000 \sim +1\,000$ Hu 范围内,而人类眼睛的分辨能力相对有限,因此欲显示某一组织结构的细节时,应选择适合观察该组织或病变的窗宽及窗位,以获得最佳的显示。

(六)FOV

分扫描野(SFOV)和显示野(DFOV)两种,扫描野是 X 线扫描时的范围,显示野是数据重建形成的图像范围,扫描野大于显示野。

(七)KV、mAs

即管电流、管电流量,决定 X 线的硬度和光子数量的两种参数,增大 KV 值可以使 X 线的穿透力增加,增大 mAs 则增加辐射量,所以面对不同年龄,不同体型的病人时,需要选择对应的检查选项。

(八)矩阵

CT 矩阵用于重建图像,有 256×256,512×512 等几种,常用的是 512×512 矩阵。

(九)噪声

一个均匀物体被扫描。在一个确定的 ROI(感兴趣区)范围内,每个像素的 CT 值并不相同而是围绕一个平均值波动,CT 值的变化就是噪音。轴向(断层)图像的 CT 值呈现一定的涨落。即是说 CT 值仅仅作为一个平均值来看,它可能有上下的偏差,此偏差即为噪音。噪音是由辐射强度来决定的。也即是由达到探测器的 X－ray 量子数来决定的。强度越大,噪音越低。图像噪音依赖探测器表面之光子通量的大小。它取决于 X 线管的管电压,管电流,予过滤及准直器孔径等。重建算法也影响噪音。

（十）SNR

即信噪比,信号与招噪声的比值,适当减少噪声能使图像变得更佳。

四、与磁共振

计算机断层扫描(CT)能在一个横断解剖平面上,准确地探测各种不同组织间密度的微小差别,是观察骨关节及软组织病变的一种较理想的检查方式。在关节炎的诊断上,主要用于检查脊柱,特别是骶髂关节。CT 优于传统 X 线检查之处在于其密度分辨率高,而且还能做轴位成像。由于 CT 的密度分辨率高,所以软组织、骨与关节都能显得很清楚。加上 CT 可以做轴位扫描,一些传统 X 线影像上分辨较困难的关节都能 CT 图像上"原形毕露"。如由于骶髂关节的关节面生来就倾斜和弯曲,同时还有其他组织与之重叠,尽管大多数病例的骶髂关节用 X 线片可能已达到要求,但有时 X 线检查发现骶髂关节炎比较困难,对有问题的病人就可做 CT 检查。

磁共振成像(MRI)是根据在强磁场中放射波和氢核的相互作用而获得的。磁共振一问世,很快就成为在对许多疾病诊断方面有用的成像工具,包括骨骼肌肉系统。肌肉骨骼系统最适于做磁共振成像,因为它的组织密度对比范围大。在骨、关节与软组织病变的诊断方面,磁共振成像由于具有多于 CT 数倍的成像参数和高度的软组织分辨率,使其对软组织的对比度明显高于 CT。磁共振成像通过它多向平面成像的功能,应用高分辨的表面线圈可明显提高各关节部位的成像质量,使神经、肌腱、韧带、血管、软骨等其他影像检查所不能分辨的细微结果得以显示。磁共振成像在骨关节系统的不足之处是,对于骨与软组织病变定性诊断无特异性,成像速度慢,在检查过程中。病人自主或不自主的活动可引起运动伪影,影响诊断。

X 线摄片、CT、磁共振成像可称为三驾马车,三者有机地结合,使当前影像学检查既扩大了检查范围,又提高了诊断水平。

五、主要用途

(一)医学检查

随着工艺水平、计算机技术的发展,CT 得到了飞速的发展。多排螺旋 CT 投入使

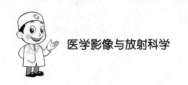

用的机型已经发展到了 320 排,同时各个厂家也在研究更先进的平板 CT。CT 与 PET 相结合的产物 PET/CT 在临床上得到普遍运用,特别是在肿瘤的诊断上更是具有很高的应用价值。

(二)工业检测

现代工业的发展,使得 CT 在无损检测和逆向工程中发挥重大的作用。

(三)安保检测

航空运输、运输港湾,大型货物集装箱案件装置。

第三节　磁共振

磁共振指的是自旋磁共振现象。其意义上较广,包含核磁共振、电子顺磁共振或称电子自旋共振。

此外,人们日常生活中常说的磁共振,是指磁共振成像,其是利用核磁共振现象制成的一类用于医学检查的成像设备。

一、发展简史

磁共振是在固体微观量子理论和无线电微波电子学技术发展的基础上被发现的。1945 年首先在顺磁性 Mn 盐的水溶液中观测到顺磁共振,第二年,又分别用吸收和感应的方法发现了石蜡和水中质子的核磁共振;用波导谐振腔方法发现了 Fe、Co 和 Ni 薄片的铁磁共振。1950 年在室温附近观测到固体 Cr_2O_3 的反铁磁共振。1953 年在半导体硅和锗中观测到电子和空穴的回旋共振。1953 年和 1955 年先后从理论上预言和实验上观测到亚铁磁共振。随后又发现了磁有序系统中高次模式的静磁型共振 (1957) 和自旋波共振 (1958)。1956 年开始研究两种磁共振耦合的磁双共振现象。这些磁共振被发现后,便在物理、化学、生物等基础学科和微波技术、量子电子学等新技术中得到了广泛的应用。例如,顺磁固体量子放大器,各种铁氧体微波器件,核磁共振谱分析技术和核磁共振成像技术及利用磁共振方法对顺磁晶体的晶场和能级结构、半导体的能带结构和生物分子结构等的研究。原子核和基本粒子的自旋、磁矩参数的测定也是以各种磁共振原理为基础发展起来的。

磁共振成像技术由于其无辐射、分辨率高等优点被广泛地应用于临床医学与医学研究。一些先进的设备制造商与研究人员一起,不断优化磁共振扫描仪的性能、开发新的组件。例如,德国西门子公司的 1.5T 超导磁共振扫描仪具有神经成像组件、血管成像组件、心脏成像组件、体部成像组件、肿瘤程序组件、骨关节及儿童成像组件等。其具有高分辨率、磁场均匀、扫描速度快、噪声相对较小、多方位成像等优点。

二、基本原理

磁共振(回旋共振除外)其经典唯象描述是:原子、电子及核都具有角动量,其磁矩与相应的角动量之比称为磁旋比 γ。磁矩 M 在磁场 B 中受到转矩 $MB\sin\theta$(θ 为 M 与 B 间夹角)的作用。此转矩使磁矩绕磁场作进动运动,进动的角频率 $\omega = \gamma B$,ω_0 称为拉莫尔频率。由于阻尼作用,这一进动运动会很快衰减掉,即 M 达到与 B 平行,进动就停止。但是,若在磁场 B 的垂直方向再加一高频磁场 $b(\omega)$(角频率为 ω),则 $b(\omega)$ 作用产生的转矩使 M 离开 B,与阻尼的作用相反。如果高频磁场的角频率与磁矩进动的拉莫尔(角)频率相等 $\omega = \omega_0$,则 $b(\omega)$ 的作用最强,磁矩 M 的进动角(M 与 B 角的夹角)也最大。这一现象即为磁共振。

磁共振也可用量子力学描述:恒定磁场 B 使磁自旋系统的基态能级劈裂,劈裂的能级称为塞曼能级(见塞曼效应),当自旋量子数 S = 1/2 时,其裂距 $\Delta E = g\mu_B B$,g 为朗德因子,μ 为玻尔磁子,e 和 me 为电子的电荷和质量。外加垂直于 B 的高频磁场 $b(\omega)$ 时,其光量子能量为 $\hbar\omega$。如果等于塞曼能级裂距,$\hbar\omega = g\mu_B B = \hbar\gamma B$,即 $\omega = \gamma B$,则自旋系统将吸收这能量从低能级状态跃迁到高能级状态(激发态),这称为磁塞曼能级间的共振跃迁。量子描述的磁共振条件 $\omega = \gamma B$,与唯象描述的结果相同。

当 M 是顺磁体中的原子(离子)磁矩时,这种磁共振就是顺磁共振。当 M 是铁磁体中的磁化强度(单位体积中的磁矩)时,这种磁共振就是铁磁共振。当 M = Mi 是亚铁磁体或反铁磁体中第 i 个磁亚点阵的磁化强度时,这种磁共振就是由 i 个耦合的磁亚点阵系统产生的亚铁磁共振或反铁磁共振。当 M 是物质中的核磁矩时,就是核磁共振。这几种磁共振都是由自旋磁矩产生的,可以统一地用经典唯象的旋磁方程 $dM/dt = \gamma MB\sin\theta$,相应的矢量方程为 $dM/dt = \gamma(M \times B)$。

回旋共振带电粒子在恒定磁场中产生的共振现象。设电荷为 q、质量为 m 的带电粒子在恒定磁场 B 中运动,其运动速度为 v。当磁场 B 与速度 v 相互垂直时,则带电粒子会受到磁场产生的洛伦兹力作用,使带电粒子以速度 v 绕着磁场 B 旋转,旋转的角频率称为回旋角频率。如果在垂直 B 的平面内加上高频电场 $E(\omega)$(ω 为电场的角频率),并且 $\omega = \omega_c$,则这带电粒子将周期性地受到电场 $E(\omega)$ 的加速作用。因为这与回旋加速器的作用相似,故称回旋共振。又因为不加高频电场时,这与抗磁性相类似,

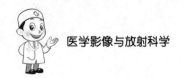
故亦称抗磁共振。当 v 垂直于 B 时,描述这种共振运动的方程是 $d(mv)/dt = q(vB)$,若用量子力学图像描述,可以把回旋共振看作是高频电场引起带电粒子运动状态在磁场中产生的朗道能级间的跃迁,满足共振跃迁的条件是:$\omega = \omega c$。

各种固体磁共振在恒定磁场作用下的平衡状态,与在恒定磁场和高频磁场(回旋共振时为高频电场)同时作用下的平衡状态之间,一般存在着固体内部自旋(磁矩)系统(回旋共振时为载流子系统)本身及其与点阵系统间的能量转移和重新分布的过程,称为磁共振弛豫过程,简称磁弛豫。在自旋磁共振的情形,磁弛豫包括自旋(磁矩)系统内的自旋 – 自旋(S – S)弛豫和自旋系统与点阵系统间的自旋 – 点阵(S – L)弛豫。从一种平衡态到另一种平衡态的弛豫过程所经历的时间称为弛豫时间,它是能量转移速率或损耗速率的量度。共振线宽表示能级宽度,弛豫时间表示该能态寿命。磁共振线宽与磁弛豫过程(时间)有密切的联系,按照测不准原理,能级宽度与能态寿命的乘积为常数,即共振线宽与弛豫时间(能量转移速度)成反比。因此,磁共振是研究磁弛豫过程和磁损耗机制的一种重要方法。

三、实验方法

通常,当外加恒定磁场 Be 在 0.1～1.0 T(材料的内磁场 BBe)时,各种与电子有关的磁共振频率都在微波频段,而核磁共振频率则在射频频段。这是因为原子核质量与电子质量之比至少 1 836 倍的缘故。虽然观测这两类磁共振分别应用微波技术和无线电射频技术,但其实验装置的组成与测量原理却是类似的。磁共振实验装置由微波(或射频)源、共振系统、磁场系统和检测系统组成。微波(或射频)源产生一定角频率 ω(或频率扫描)的电磁振荡,送到装有样品的共振系统(共振腔或共振线圈),共振系统中的高频磁场 $b\omega$,回旋共振时为电场 $E(\omega)$ 与磁场系统产生的恒定磁场 B 垂直,当保持源的频率不变而改变恒定磁场强度(磁场扫描),或保持恒定磁场强度不变而改变源的频率(频率扫描),达到共振条件 $\omega = \gamma H$ 时,检测系统便可测得样品对高频电磁能量的吸收 Pa 与磁场 B(或频率 ω)的关系,即共振吸收曲线。在共振信号微弱(例如核磁共振或顺磁共振)的情况下,可以采用调制技术,测量共振吸收微分曲线,以提高检测灵敏度。磁共振的重要参数是发生最大共振吸收的共振磁场 Bo、共振线宽(相应于最大共振吸收一半的磁场间隔)ΔB、共振吸收强度(最大吸收 P 或共振曲线面积)和共振曲线形状(包括对称性和精细结构等)。当共振曲线为洛伦兹线型时,共振微分曲线的极值间隔 ΔBpp 与共振线宽 ΔB 具有简单的关系。在采用频率扫描代替磁场扫描时,相应的共振曲线和参数中的磁场 B 都换为角频率 ω,如共振频率 ωo,

共振线宽 Δω 等。在特殊情况下,还可以采用脉冲源、傅里叶变换、多次累积等技术来提高灵敏度或分辨率等。

四、具体分类

具有不同磁性的物质在一定条件下都可能出现不同的磁共振。下面列出物质的各种磁性及相应的磁共振:各种磁共振既有共性又有特性。其共性表现在基本原理可以统一地唯象描述,而特性则表现在各种共振有其产生的特定条件和不同的微观机制。回旋共振来自载流子在轨道磁能级之间的跃迁,其激发场为与恒定磁场相垂直的高频电场,而其他来自自旋磁共振的激发场为高频磁场。核磁矩比电子磁矩约小三个数量级,故核磁共振的频系和灵敏度都比电子磁共振的低得多。弱磁性物质的磁矩远低于强磁性物质的磁矩,故弱磁共振的灵敏度又比强磁共振低,但强磁共振却必须考虑强磁矩引起的退磁场所造成的影响。

下面分别介绍几种主要的磁共振。

(一)铁磁共振

铁磁体中原子磁矩间的交换作用使这些原子磁矩在每个磁畴中自发地平行排列。一般,在铁磁共振情况下,外加恒定磁场已使铁磁体饱和磁化,即参与铁磁共振进动运动的是彼此平行的原子磁矩(饱和磁化强度 Ms)。铁磁共振的这一特点引起的主要效应是:铁磁体的退磁场成为影响共振的一项重要因素,因此必须考虑共振样品形状的影响;铁磁体内交换作用场与磁矩平行,磁转矩为零,故对共振无影响;铁磁体内磁晶各向异性对共振有影响,可看作在磁矩附近的易磁化方向存在磁晶各向异性有效场。在特殊情况下,如当高频磁场不均匀时,会激发铁磁耦合磁矩系统的多种进动模式,即各原子磁矩的进动幅度和相位不相同的非一致进动模式,称为非一致(铁磁)共振。当非一致进动的相邻原子磁矩间的交换作用可忽略,样品线度又小到使传播效应可忽略时,这样的非一致共振称为静磁型共振。当非一致进动的相邻原子磁矩间的交换作用不能忽略(如金属薄膜中)时,这样的非一致共振称为自旋波共振;当高频磁场强度超过阈值,使共振曲线和参数与高频磁场强度有关时,称为非线性铁磁共振。铁磁共振是研究铁磁体中动态过程和测量磁性参量的重要方法,也是微波磁器件(如铁氧体的隔离器、环行器和相移器)的物理基础。

(二)亚铁磁共振

亚铁磁体是包含有两个或更多个不等效的磁亚点阵的磁有序材料,亚铁磁共振是亚铁磁体在居里点以下的磁共振。在宏观磁性上,通常亚铁磁体与铁磁体有许多相似的地方,亚铁磁共振与铁磁共振也有许多相似的地方。因此,习惯上常把一般亚铁磁共振也称为铁磁共振。但在微观结构上,含有多个磁亚点阵的亚铁磁体与只有一个磁点阵的铁磁体有显著的差别。这差别会反映到亚铁磁共振的一些特点上。这些特点是由多个交换作用强耦合的磁亚点阵中磁矩的复杂进动运动产生的,主要表现在:有两种类型的磁共振,即共振不受交换作用影响的铁磁型共振和共振主要由交换作用决定的交换型共振,在两个磁亚点阵的磁矩互相抵消或动量矩相互抵消的抵消点附近,共振参量(如 g 因子共振线宽等)出现反常的变化,在磁矩和动量矩两抵消点之间,法拉第旋转反向。这些特点都已在实验上观测到。亚铁磁共振的应用基本同铁磁共振的一样,其差别仅在应用上述亚铁磁共振的特点(如 g 因子的反常增大或减小,法拉第旋转反向等)时才表现出来。

(三)反铁磁共振

反铁磁体是包含两个晶体学上等效的磁亚点阵且磁矩互相抵消的序磁材料,反铁磁共振是反铁磁体在奈耳温度以下的磁共振。它是由交换作用强耦合的两个磁亚点阵中磁矩的复杂进动运动产生的共振现象。在反铁磁共振中,有效恒定磁场包括反铁磁体内的交换场 BE 和磁晶各向异性场 BA。在不加外恒定磁场而只加适当高频磁场时,可观测到简并的反铁磁共振,其共振角频率称为自然反铁磁共振。

当施加外恒定磁场 B 时,可观测到两支非简并的反铁磁共振,其共振角频率一般反铁磁体的 BE 和 BA 都较高,反铁磁共振发生在毫米或亚毫米波段。除应用于基础研究外,可利用其强内场作毫米波段或更高频段的隔离器等非互易磁器件。

(四)顺磁共振

具有未抵消的电子磁矩(自旋)的磁无序系统,在一定的恒定磁场和高频磁场同时作用下产生的磁共振。若未抵消的电子磁矩来源于未满充的内电子壳层(如铁族原子的 3d 壳层、稀土族原子的 4f 壳层),则一般称为(狭义的)顺磁共振。若未抵消的电子磁矩来源于外层电子或共有化电子的未配对自旋,如半导体和金属中的导电电子、有机物的自由基、晶体缺陷(如位错)和辐照损伤(如色心)等。产生的未配对电子,则常称为电子自旋共振。顺磁共振是由顺磁物质基态塞曼能级间的跃迁引起的,其灵敏度远不如强磁体的磁共振高。如果在非顺磁体(某些生物分子)中加入含有自由基的分子(称为自旋标记),则也可在原来是抗磁性的物质中观测到自旋标记的顺磁共振。顺磁共振技术已较广泛地应用于各种含顺磁性原子(离子)和含未配对电子自旋的固体研究。既可研究固体的基态能谱,又可研究固体中的相变、弛豫和缺陷等的动力学过程。微波固体量子放大器也是在固体顺磁共振研究的基础上发展起来的。

（五）回旋共振

亦称抗磁共振。固体中的载流子（电子及空穴）和等离子体以及电离气体在恒定磁场 B 和横向高频电场 E(ω)的同时作用下，当高频电场的频率 ω 与带电粒子的回旋频率相等，$\omega = \omega c$，这些带电粒子碰撞弛豫时间 τ 远大于高频电场周期，即 $\tau \geq 1/\omega$ 时，便可观测到带电粒子的回旋共振。因此，回旋共振常是在高纯、低温（τ 大）和强磁场（ωc 高）、高频率的条件下进行观测，其显著特征是在各向同性介质中，介电常数 ε 和电导率 σ 成为张量，称为旋电性。这与其他的磁矩（自旋）系统的磁共振中磁导率 μ 为张量（称为旋磁性）不相同。此外，在电离分子中还可观测到各种带电离子的回旋共振——离子回旋共振。回旋共振主要应用于半导体和金属的能带结构、载流子有效质量等的研究，也是实现研究旋电器件（如半导体隔离器）、微波参量放大器、负质量放大器、毫米波激射器和红外激光器的物理基础。

（六）核磁共振

元素周期表中绝大多数元素都有核自旋和核磁矩不为零的同位素。这些核在恒定磁场 B 和横向高频磁场 bo(ω)的同时作用下，在满足 $\omega N = \gamma N B$ 的条件下会产生核磁共振（γN 为核磁旋比），也可在恒定磁场 B 突然改变方向时，产生频率为 $\omega o = \gamma B$、振幅随时间衰减的核自由进动，它在某些方面与核磁共振有相似之处。在固体中，核受到外加场 Be 和内场 Bi 的作用，使共振谱线产生微小的移位（约 0.1% ~ 1%），在金属中称为奈特移位，在一般化合物中称为化学移位，在序磁材料中由于核外电子的极化会产生约 1 ~ 10 T 的内场，称为超精细作用场。这些移位和内场反映核周围化学环境（指电子组态和原子分布等）的影响。研究核磁共振中的能量交换和转移的弛豫过程，包括核自旋—自旋弛豫和核自旋—点阵弛豫两种过程，也反映化学环境的影响。因此，核磁共振起着探测物质微观结构的微探针作用。核磁共振已成为研究各种固体（包括无机、有机和生物大分子材料）的结构、化学键、相变和化学反应等过程的重要方法。新发展的核磁共振成像技术不但与超声成像和 X 射线层析照相有相似的功能，而且还可能显示化学元素和弛豫时间的分布。

（七）磁双共振

固体中有两种或更多互相耦合的基团或磁共振系统时，一种基团或系统的磁共振可以影响另一种基团或系统的磁共振，因而可以利用其中的一种磁共振来探测另一种磁共振，称为磁双共振。例如，可利用同一物质中的一种核的核磁共振来影响和探测

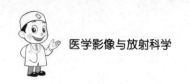

另一种核的核磁共振,称为核－核磁双共振;可以用同一物质中的核磁共振来影响和探测电子自旋共振,称为电子－核磁双共振;也可利用光泵技术来探测其他磁共振(如核磁共振或顺磁共振),称为光磁双共振或光测磁共振。

第四节　超声波

一、简介

超声波是一种频率高于 20 000 赫兹的声波,它的方向性好,穿透能力强,易于获得较集中的声能,在水中传播距离远,可用于测距、测速、清洗、焊接、碎石、杀菌消毒等。在医学、军事、工业、农业上有很多的应用。超声波因其频率下限大于人的听觉上限而得名。

科学家们将每秒钟振动的次数称为声音的频率,它的单位是赫兹(Hz)。我们人类耳朵能听到的声波频率为 20Hz～20 000Hz。因此,我们把频率高于 20 000 赫兹的声波称为"超声波"。通常用于医学诊断的超声波频率为 1 兆赫兹～30 兆赫兹。

理论研究表明,在振幅相同的条件下,一个物体振动的能量与振动频率成正比,超声波在介质中传播时,介质质点振动的频率很高,因而能量很大。在中国北方干燥的冬季,如果把超声波通入水罐中,剧烈的振动会使罐中的水破碎成许多小雾滴,再用小风扇把雾滴吹入室内,就可以增加室内空气湿度,这就是超声波加湿器的原理。如咽喉炎、气管炎等疾病,很难利用血流使药物到达患病的部位,利用加湿器的原理,把药液雾化,让病人吸入,能够提高疗效。利用超声波巨大的能量还可以使人体内的结石做剧烈的受迫振动而破碎,从而减缓病痛,达到治愈的目的。超声波在医学方面应用非常广泛,可以对物品进行杀菌消毒。

二、产生

声波是物体机械振动状态(或能量)的传播形式。超声波是指振动频率大于20000 Hz 以上的,其每秒的振动次数(频率)甚高,超出了人耳听觉的一般上限(20000 Hz),人们将这种听不见的声波叫作超声波。由于其频率高,因而具有许多特点:首先是功率大,其能量比一般声波大得多,因而可以用来切削、焊接、钻孔等。再者由于它频率高,波长短,衍射不严重,具有良好的定向性,工业与医学上常用超声波进行超声探测。超声和可闻声本质上是一致的,它们的共同点都是一种机械振动模式,通常以纵波的方式在弹性介质内会传播,是一种能量的传播形式,其不同点是超声波频率高,波长短,在一定距离内沿直线传播具有良好的束射性和方向性,1 兆 Hz = 10^6 Hz,即每秒振动 100 万次,可闻波的频率在 16 ~ 20000Hz 之间。

超声波在媒质中的反射、折射、衍射、散射等传播规律,与可听声波的规律没有本质上的区别。但是超声波的波长很短,只有几厘米,甚至千分之几毫米。与可听声波比较,超声波具有许多奇异特性:传播特性 – 超声波的波长很短,通常的障碍物的尺寸要比超声波的波长大好多倍,因此超声波的衍射本领很差,它在均匀介质中能够定向直线传播,超声波的波长越短,该特性就越显著。功率特性 – 当声音在空气中传播时,推动空气中的微粒往复振动而对微粒做功。声波功率就是表示声波做功快慢的物理量。在相同强度下,声波的频率越高,它所具有的功率就越大。由于超声波频率很高,所以超声波与一般声波相比,它的功率是非常大的。空化作用 – 当超声波在介质的传播过程中,存在一个正负压强的交变周期,在正压相位时,超声波对介质分子挤压,改变介质原来的密度,使其增大;在负压相位时,使介质分子稀疏,进一步离散,介质的密度减小,当用足够大振幅的超声波作用于液体介质时,介质分子间的平均距离会超过使液体介质保持不变的临界分子距离,液体介质就会发生断裂,形成微泡。这些小空洞迅速胀大和闭合,会使液体微粒之间发生猛烈的撞击作用,从而产生几千到上万个大气压的压强。微粒间这种剧烈的相互作用,会使液体的温度骤然升高,起到了很好的搅拌作用,从而使两种不相溶的液体(如水和油)发生乳化,且加速溶质的溶解,加速化学反应。这种由超声波作用在液体中所引起的各种效应称为超声波的空化作用。

三、主要参数

频率:F≥20 KHz(在实际应用中因为效果相似,通常把 F≥15 KHz 的声波也称为超声波);

功率密度:p = 发射功率(W)/发射面积(cm²),通常 p≥0.3 w/cm²。在液体中传播的超声波能对物体表面的污物进行清洗,其原理可用"空化"现象来解释:超声波振动在液体中传播的音波压强达到一个大气压时,其功率密度为 0.35 w/cm²,这时超声波的音波压强峰值就可达到真空或负压,但实际上无负压存在,因此在液体中产生一个很大的压力,将液体分子拉裂成空洞—空化核。此空洞非常接近真空,它在超声波压强反向达到最大时破裂,由于破裂而产生的强烈冲击将物体表面的污垢撞击下来。这种由无数细小的空化气泡破裂而产生的冲击波现象称为"空化"现象。太小的声强无法产生空化效应。

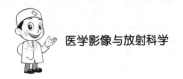

四、超声波治病机理

(一)机械效应

超声在介质中前进时所产生的效应。超声在介质中传播是由反射而产生的机械效应,它可引起机体若干反应。超声振动可引起组织细胞内物质运动,由于超声的细微按摩,使细胞浆流动、细胞震荡、旋转、摩擦、从而产生细胞按摩的作用,也称为"内按摩"这是超声波治疗所独有的特性,可以改变细胞膜的通透性,刺激细胞半透膜的弥散过程,促进新陈代谢、加速血液和淋巴循环、改善细胞缺血缺氧状态,改善组织营养、改变蛋白合成率、提高再生机能等。使细胞内部结构发生变化,导致细胞的功能变化,使坚硬的结缔组织延伸,松软。

超声波的机械作用可软化组织,增强渗透,提高代谢,促进血液循环,刺激神经系统和细胞功能,因此具有超声波独特的治疗意义。

(二)温热效应

人体组织对超声能量有比较大的吸收本领,因此当超声波在人体组织中传播过程中,其能量不断地被组织吸收而变成热量,其结果是组织的自己身体的温度升高。

产热过程既是机械能在介质中转变成热能的能量转换过程,即内生热。超声温热效应可增加血液循环,加速代谢,改善局部组织营养,增强酶活力。一般情况下,超声波的热作用以骨和结缔组织为显著,脂肪与血液为最少。

(三)理化效应

超声的机械效应和温热效应均可促发若干物理化学变化。实践证明一些理化效应往往是上述效应的继发效应。TS－C 型治疗机通过理化效应继发出下列五大作用。

(1)弥散作用:超声波可以提高生物膜的通透性,超声波作用后,细胞膜对钾,钙离子的通透性发生较强的改变。从而增强生物膜弥散过程,促进物质交换,加速代谢,改善组织营养。

(2)触变作用:超声作用下,可使凝胶转化为溶胶状态。对肌肉,肌腱的软化作用,以及对一些与组织缺水有关的病理改变。如类风湿性关节炎病变和关节、肌腱、韧带的退行性病变的治疗。

(3)空化作用:空化形成,或保持稳定的单向振动,或继发膨胀以致崩溃,细胞功能改变,细胞内钙水平增高。成纤维细胞受激活,蛋白合成增加,血管通透性增加,血管形成加速,胶原张力增加。

(4)聚合作用与解聚作用:水分子聚合是将多个相同或相似的分子合成一个较大

的分子过程。大分子解聚,是将大分子的化学物变成小分子的过程。可使关节内增加水解酶和原酶活性增加。

（5）消炎,修复细胞和分子:超声作用下,可使组织 PH 值向碱性方面发展。缓解炎症所伴有的局部酸中毒。超声可影响血流量,产生致炎症作用,抑制并起到抗炎作用。使白细胞移动,促进血管生成。胶原合成及成熟。促进或抑制损伤的修复和愈合过程。从而达到对受损细胞组织进行清理、激活、修复的过程。

五、超声效应

超声效应:当超声波在介质中传播时,由于超声波与介质的相互作用,使介质发生物理的和化学的变化,从而产生一系列力学的、热学的、电磁学的和化学的超声效应,包括以下 4 种效应。

（1）机械效应。超声波的机械作用可促成液体的乳化、凝胶的液化和固体的分散。当超声波流体介质中形成驻波时,悬浮在流体中的微小颗粒因受机械力的作用而凝聚在波节处,在空间形成周期性的堆积。超声波在压电材料和磁致伸缩材料中传播时,由于超声波的机械作用而引起的感生电极化和感生磁化(见电介质物理学和磁致伸缩)。

（2）空化作用。超声波作用于液体时可产生大量小气泡。一个原因是液体内局部出现拉应力而形成负压,压强的降低使原来溶于液体的气体过饱和,而从液体逸出,成为小气泡。另一原因是强大的拉应力把液体"撕开"成一空洞,称为空化。空洞内为液体蒸气或溶于液体的另一种气体,甚至可能是真空。因空化作用形成的小气泡会随周围介质的振动而不断运动、长大或突然破灭。破灭时周围液体突然冲入气泡而产生高温、高压,同时产生激波。与空化作用相伴随的内摩擦可形成电荷,并在气泡内因放电而产生发光现象。在液体中进行超声处理的技术大多与空化作用有关。

（3）热效应。由于超声波频率高,能量大,被介质吸收时能产生显著的热效应。

（4）化学效应。超声波的作用可促使发生或加速某些化学反应。例如,纯的蒸馏水经超声处理后产生过氧化氢;溶有氮气的水经超声处理后产生亚硝酸;染料的水溶液经超声处理后会变色或褪色。这些现象的发生总与空化作用相伴随。超声波还可加速许多化学物质的水解、分解和聚合过程。超声波对光化学和电化学过程也有明显影响。各种氨基酸和其他有机物质的水溶液经超声处理后,特征吸收光谱带消失而呈均匀的一般吸收,这表明空化作用使分子结构发生了改变。

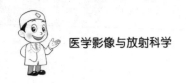

六、超声医学应用

（一）超声检验

超声波的波长比一般声波要短，具有较好的方向性，而且能透过不透明物质，这一特性已被广泛用于超声波探伤、测厚、测距、遥控和超声成像技术。超声成像是利用超声波呈现不透明物内部形象的技术。把从换能器发出的超声波经声透镜聚焦在不透明试样上，从试样透出的超声波携带了被照部位的信息（如对声波的反射、吸收和散射的能力），经声透镜汇聚在压电接收器上，所得电信号输入放大器，利用扫描系统可把不透明试样的形象显示在荧光屏上。上述装置称为超声显微镜。超声成像技术已在医疗检查方面获得普遍应用，在微电子器件制造业中用来对大规模集成电路进行检查，在材料科学中用来显示合金中不同组分的区域和晶粒间界等。声全息术是利用超声波的干涉原理记录和重现不透明物的立体图像的声成像技术，其原理与光波的全息术基本相同，只是记录手段不同而已（见全息术）。用同一超声信号源激励两个放置在液体中的换能器，它们分别发射两束相干的超声波：一束透过被研究的物体后成为物波，另一束作为参考波。物波和参考波在液面上相干叠加形成声全息图，用激光束照射声全息图，利用激光在声全息图上反射时产生的衍射效应而获得物的重现像，通常用摄像机和电视机作实时观察。

（二）超声处理

利用超声的机械作用、空化作用、热效应和化学效应，可进行清洗、灭菌、进行生物学研究等医疗部门获得了广泛应用。

（三）基础研究

超声波作用于介质后，在介质中产生声弛豫过程，声弛豫过程伴随着能量在分子各自电度间的运输过程，并在宏观上表现出对声波的吸收（见声波）。通过物质对超声的吸收规律可探索物质的特性和结构，这方面的研究构成了分子声学这一声学分支。普通声波的波长远大于固体中的原子间距，在此条件下固体可当作连续介质。但对频率在 1012 赫以上的特超声波，波长可与固体中的原子间距相比拟，此时必须把固体当作是具有空间周期性的点阵结构。点阵振动的能量是量子化的，称为声子（见固体物理学）。特超声对固体的作用可归结为特超声与热声子、电子、光子和各种准粒子的相互作用。对固体中特超声的产生、检测和传播规律的研究，以及量子液体－液态氦中声现象的研究构成了近代声学的新领域。

研究超声波的产生、传播、接收，以及各种超声效应和应用的声学分支叫超声学。

产生超声波的装置有机械型超声发生器(如气哨、汽笛和液哨等)、利用电磁感应和电磁作用原理制成的电动超声发生器、以及利用压电晶体的电致伸缩效应和铁磁物质的磁致伸缩效应制成的电声换能器等。

（四）超声除螨

科研人员发现,螨虫的听觉神经系统很脆弱,对特定频率的超声非常敏感,针对螨虫的这种生理特性,已有科技公司的研究人员开发出了超声波除螨仪。这种新型的除螨产品采用现代微电子技术手段,直接用特殊频率的超声作用于螨虫的听觉神经系统,使其生理系统紊乱,烦躁不安,食欲不振,最终奄奄一息逐渐死亡。采用这种原理的除螨产品不用添加任何化学药剂,无毒无二次污染,对人体和家中宠物都没有伤害,是比较理想的除螨产品。

（五）医学超声波检查

医学超声波检查的工作原理与声呐有一定的相似性,即将超声波发射到人体内,当它在体内遇到界面时会发生反射及折射,并且在人体组织中可能被吸收而衰减。因为人体各种组织的形态与结构是不相同的,因此其反射与折射以及吸收超声波的程度也就不同,医生们正是通过仪器所反映出的波形、曲线,或影像的特征来辨别它们。此外再结合解剖学知识、正常与病理的改变,便可诊断所检查的器官是否有病。

医生们应用的超声诊断方法有不同的形式,可分为 A 型、B 型、M 型及 D 型四大类。

A 型:是以波形来显示组织特征的方法,主要用于测量器官的径线,以判定其大小。可用来鉴别病变组织的一些物理特性,如实质性、液体或是气体是否存在等。

B 型:用平面图形的形式来显示被探查组织的具体情况。检查时,首先将人体界面的反射信号转变为强弱不同的光点,这些光点可通过荧光屏显现出来,这种方法直观性好,重复性强,可供前后对比,所以广泛用于妇产科、泌尿、消化及心血管等系统疾病的诊断。

M 型:是用于观察活动界面时间变化的一种方法。最适用于检查心脏的活动情况,其曲线的动态改变称为超声心动图,可以用来观察心脏各层结构的位置、活动状态、结构的状况等,多用于辅助心脏及大血管疾病的诊断。

D 型:是专门用来检测血液流动和器官活动的一种超声诊断方法,又称为多普勒超声诊断法。可确定血管是否通畅、管腔是否狭窄、闭塞及病变部位。新一代的 D 型超声波还能定量地测定管腔内血液的流量。近几年来科学家又发展了彩色编码多普勒系统,可在超声心动图解剖标志的指示下,以不同颜色显示血流的方向,色泽的深浅代表血流的流速。还有立体超声显像、超声 CT、超声内窥镜等超声技术不断涌现出来,并且还可以与其他检查仪器结合使用,使疾病的诊断准确率大大提高。超声波技术正在医学界发挥着巨大的作用,随着科学的进步,它将更加完善,将更好地造福于人类。

（六）超声波制药

（1）注射用医药物质的分散－将磷脂类与胆固醇混合用适当方法与药物混合在水溶液中,经超声分散,可以得到更小粒子(0.1 um 左右)供静脉注射。

（2）草药提取－利用超声分散破坏植物组织,加速溶剂穿透组织作用,提高中草药有效成分提取率。如金鸡纳树皮中全部生物碱用一般方法侵出需 5 小时以上,采用超声分散只要半小时即可完成。

（3）制备混悬剂－在超声空化和强烈搅拌下,将一种固体药物分散在含有表面活性剂的水溶液中,可以形成 1 um 左右口服或静脉注射混悬剂。例"静注喜树碱混悬剂""肝脏造影剂""硫酸钡混悬剂"。

（4）制备疫苗－将细胞或病毒借助于超声分散将其杀死以后,再用适当方法制成疫苗。

七、特点

（1）超声波在传播时,方向性强,能量易于集中。

（2）超声波能在各种不同媒质中传播,且可传播足够远的距离。

（3）超声波与传声媒质的相互作用适中,易于携带有关传声媒质状态的信息诊断或对传声媒质产生效用及治疗。

（4）超声波可在气体、液体、固体、固熔体等介质中有效传播。

（5）超声波可传递很强的能量。

（6）超声波会产生反射、干涉、叠加和共振现象。

超声波是一种波动形式,它可以作为探测与负载信息的载体或媒介如 B 超等用作诊断;超声波同时又是一种能量形式,当其强度超过一定值时,它就可以通过与传播超声波的媒质的相互作用,去影响,改变以致破坏后者的状态,性质及结构用作治疗。

八、发展史

（一）国际方面

自 19 世纪末到 20 世纪初,在物理学上发现了压电效应与反压电效应之后,人们解决了利用电子学技术产生超声波的办法,从此迅速揭开了发展与推广超声技术的历史篇章。

1922 年,德国出现了首例超声波治疗的发明专利。

1939 年发表了有关超声波治疗取得临床效果的文献报道。

20 世纪 40 年代末期,超声治疗在欧美兴起,直到 1949 年召开的第一次国际医学超声波学术会议上,才有了超声治疗方面的论文交流,为超声治疗学的发展奠定了基础。1956 年第二届国际超声医学学术会议上已有许多论文发表,超声治疗进入了实用成熟阶段。

（二）国内方面

国内在超声治疗领域起步稍晚,于 20 世纪 50 年代初才只有少数医院开展超声治疗工作,从 1950 年首先在北京开始用 800KHz 频率的超声治疗机治疗多种疾病,至 20 世纪 50 年代开始逐步推广,并有了国产仪器。公开的文献报道始见于 1957 年。到了 20 世纪 70 年代有了各型国产超声治疗仪,超声疗法普及到全国各大型医院。

40 多年来,全国各大医院已积累了相当数量的资料和比较丰富的临床经验。特别是 20 世纪 80 年代初出现的超声体外机械波碎石术和超声外科,是结石症治疗史上的重大突破。如今已在国际范围内推广应用。高强度聚焦超声无创外科,已使超声治疗在当代医疗技术中占据重要位置。而在 21 世纪（HIFU）超声聚焦外科已被誉为是 21 世纪治疗肿瘤的最新技术。

（三）适用行业

医疗行业:医疗器械的清洗、消毒、杀菌、实验器皿的清洗等。

制药工业:超声波清洗技术经过众多制药企业的应用而得到广泛使用,特别是对西林瓶、口服液瓶、安瓶、大输液瓶的清洗,以及对丁基胶塞、天然胶塞的清洗。对于瓶类的清洗,是用超声波清洗技术代替原有的毛刷机,它经过翻转注水、超声清洗、内外冲洗、空气吹干、翻转等流程而实现的。

九、超声波美容

（一）软坚去脂治暗疮

暗疮的形态有多种,较常见的有化脓性和粉刺性,但有种暗疮体形较大,红肿坚硬,碰之很痛,处理不当往往易形成坚硬瘢结。遇到此类患者,初期最好不要刺破挤压,应用超声波美容机加暗疮消炎膏,轻轻在疮表面按摩,每个疮体按摩 1 分钟左右,几个连在一起的可整片按摩,超声波能冲击淋巴结,加速积压的血液和淋巴液循环消

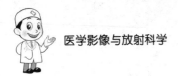

散,炎性细胞在超声波的作用下改变形状,加上超声波将消炎药物导入,肿形暗疮的充血现象得以改善,皮上硬结逐渐软化。

(二)消除暗疮愈后瘢痕(结节)

暗疮生长期间,不少患者因挤压过度,发炎时处理不当,将微细血管弄破,血液渗出皮肤,呈现出一个个"红印",也有些人用消炎药力过强的药膏,刺激皮肤色素沉着,愈后留下"咖啡色印",而超声波能渗透皮肤,不但能溶解渗透皮肤干涸了的血液,同时能加强血液循环及新陈代谢,活化细胞,加速吸收,使色印更快褪去。暗疮化脓若经挤压或局部组织损坏过度,局部组织细胞经细菌感染死亡后,无法正常代谢及血管破裂渗出的污血未作适当处理而凝固,造成愈后结节硬块,此种结节硬块,一般若搽瘢痕膏或涂瘢痕油,最快也要 15～45 天才能逐渐软化和色素淡化,若以超声波配合相应药物,愈后会情况良好。

(三)清除皮肤异常色素

脸部皮肤色素异常,是最常见也是最碍皮肤美容的问题之一。形成的原因有多种,如使用不适宜化妆品或较长时间搽刺激性药品、蚊虫咬伤、曝晒、烫伤等原因引发的不正常高色素症,还包括美容师常说的黄褐斑、子宫斑、蝴蝶斑等。

美容医师常用"磨砂、漂白、护肤"去处理,结果不仅不理想,而且往往会适得其反,令色素愈来愈深,服药物亦难有显著效果,而应用超声波配合祛斑精华素和大剂量维生素 C,见效快,能彻底清除异常色素。治疗时要详细分析长斑的原因、斑的属类,凡找不到原因的斑或基本定型不再长的斑,应用超声波治疗,并配合中药面膜或服用对症之中药,效果会更好。

(四)分化色素除皮下斑

皮肤科医生和美容师常会发现有的人面部长斑,除颜色之外,也有深浅之分,有些仅在表皮,有些却在皮下,如黑斑或色素沉积,如急功近利对患者施以冷冻、电灼、磨皮、换肤等方法,到头来可能弄巧成拙,若伤了真皮而造成永久性瘢痕,患者会遗恨终生,用超声波美容机配合能分化斑细胞的药物进行外部治疗,其效果是立竿见影的。

(五)防止皮肤老化干燥、防皱除皱、去瘀散血

真皮中透明质酸含量减少,会使皮肤与水的结合能力衰退,细胞内含水量降低造成肌肤干燥,30 岁以后易产生明显皱纹,时下女性通常借助营养和活性蛋白胶原霜或抗皱霜搽局部皮肤来缓和老化,但由于细胞吸收有限且深层组织代谢停滞,因此效果不佳,如果以超声波配合胎盘素、抗皱霜或维生素 E 油等营养霜作短期密集性按摩,

除供给皮肤高营养、胶原蛋白和保湿性因子外,还可活化刺激深层细胞,使深层细胞大量吸收营养,以减缓老化和干燥,并促进新细胞活化而达到肌肤光泽改善的目的。

皱纹是衰老的象征,应用超声波美容机加上优质的抗皱霜,将抗皱霜里的药物生育酚迅速渗透,能加强代谢和抗衰老,预防小皱纹形成,由于运用超声波的机械按摩作用,一方面,调节了皮下细胞通过细胞膜的变化而重新排列作用,另一方面,又加强了血液循环和代谢功能,使缺水缺养分的皮肤得到补充,因此小皱纹日渐消失。

(六)减轻眼袋和消除黑眼圈

超声波按摩作用能有效地加速血液和淋巴循环,增强代谢功能;加上热能作用,更能溶解脂肪,加速皮下吸收,使过多积聚的水分和脂肪消散,眼袋便随之消失,静脉血液循环加快,瘀血减少,血液流通正常,蓝色不再明显,黑眼圈也就没有了。做这种治疗时,就必须采用超声波美容机的小声头,配合营养霜、眼霜或精华素,顺着皮肤纹理的方向按摩,每次每个眼袋5分钟,力度要小,动作要轻柔,小心勿使药物进入眼睛,声头不能对准眼球主向,以免影响眼睛的眼压和含水量。

(七)软化瘢痕,淡化色素

有些人的体质会因轻或重的外伤、烫伤、烧伤或暗疮感染后引起良性结缔组织的新生物。此种瘢痕的形成并非伤口愈后立即产生,而是愈后1~2个月左右瘢痕增生期后出现。

初期皮肤出现潮红和少数毛细血管扩张,此为瘢痕时期。如未给予适当治疗,则红肿日益显著,扩张的毛细血管也渐增多,水肿突出,显著高出皮面,继以纤维化,触之非常坚实,如在关节部位会产生僵硬及功能障碍,如为面部,则可能产生颜面伤残或口歪眼斜之严重性后遗症。

此类瘢痕疙瘩若为局部性或小面积,则可用超声波配合田七霜或瘢痕软化剂以稍加重力连续间隔2~3天按摩一次,连续2~3个疗程,可逐渐使瘢痕软化、变平,并可淡化色素。

(八)做按摩,改善皮质

面部皮肤的素质,严格来说,每个人都不相同,普通分类为油性、干性、混合性、敏感性。天生皮肤白嫩细腻,得天独厚的人不少,但更多的人因各种各样不同因素刺激影响,会造成很多皮肤问题,如长斑、长疮,形成皱纹等,此类皮质的变化,若能及早预防,当然可以避免或减少发生,即使出现了问题,能及时得到适当的 处理,皮肤问题能尽快消除,同时皮肤素质也能得到改善或恢复。常在皮肤保养方面应用超声波,能使

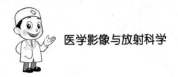

皮质变细变嫩、去脂、提高抗病力,确是一种优异的美容保健方法。

中国超声波清洗机设备厂家主要集中在广东的广州、深圳、东莞,江苏的苏州、常州,杭州等。

十、研究情况

2014年1月,弗吉尼亚理工大学加里兰研究所的科学家的一项新发现表明,将超声波直接作用于脑部特定区域,能增强人们对触觉的分辨能力。这项发现第一次证明了低强度、经颅聚焦超声波能调节人类脑活动,提高觉察能力。相关论文在线发表于《自然·神经科学》上。

研究人员对处理手部感觉的脑皮层区发送了聚焦超声波。为了刺激中间神经(沿手臂下来通过腕骨通道的一条神经),他们在志愿者手腕放了一个小电极,并用脑电图(EEG)记录其脑部反应。然后在刺激神经之前,瞄准相应脑区开始发送超声波。结果发现,超声波能降低EEG信号,削弱脑波对编码触觉刺激的反应。

研究人员随后进行了两项传统神经学测试:两点辨别和频率辨别。前者检查志愿者能否区分接触皮肤的两个相邻物体是在不同的两个点;后者检测志愿者对一串气流频率的敏感性。实验显示,在辨别靠近物体、连续气流频率的微小差异方面,接受超声波的志愿者的觉察能力明显提高。当研究小组将超声波束从原来位置移动了一厘米时,这种影响消失了。

研究人员认为,聚焦超声波在它瞄准的脑区部位,改变了处理感觉刺激时兴奋与抑制的平衡,这种改变阻止了刺激兴奋的扩展,使得觉知功能增强。这一发现带来了一种调节人脑活动的非入侵式新方法,而且空间分辨率超过现有任何方法。基于相关的研究结果,研究人员认为,超声波的经颅磁刺激和经颅直流电刺激的空间分辨率更高。

超声波为精确掌握神经回路活动提供了技术和理论证明,有助于开发神经退行性紊乱病症的潜在疗法,也为探索正常人脑功能,理解认知、决策与思维带来了强有力的新工具。

第五节 单光子发射体层和正电子发射体层

一、单光子发射断层扫描术

(一)概念

单光子发射断层扫描术是医学术语,是核医学的 CT 技术,主要获取投影数据和重建断层图像。

核医学成像核医学成像是以放射性核素的示踪作用为基本原理的医学成像技术,使用 CT 技术的核医学成像称之为 ECT。根据使用的核素类型把 ECT 分为两类:①单光子发射计算机断层成像(SPECT);②正电子发射计算机断层成像(PECT)。

(二)定义

单光子发射计算机断层成像术(SPECT)和正电子发射断层成像术(PET)是核医学的两种 CT 技术,由于它们都是对从病人体内发射的 γ 射线成像,故统称发射型计算机断层成像术(ECT)。

(三)基本成像原理

γ 照相机探头的每个灵敏点探测沿一条投影线进来的 γ 光子,其测量值代表人体在该投影线上的放射性之和。在同一条直线上的灵敏点可探测人体一个断层上的放射性药物,它们的输出称作该断层的一维投影。各条投影线都垂直于探测器并互相平行,故称之为平行束,探测器的法线与 X 轴的交角 θ 称为观测角。γ 照相机是二维探测器,安装了平行孔准直器后,可以同时获取多个断层的平行束投影,这就是平片。平片表现不出投影线上各点的前后关系。要想知道人体在纵深方向上的结构,就需要从不同角度进行观测。可以证明,知道了某个断层在所有观测角的一维投影,就能计算出该断层的图像。从投影求解断层图像的过程称作重建。这种断层成像术离不开计算机,所以称作计算机断层成像术。CT 设备的主要功能是获取投影数据和重建断层图像。

(四)主要临床应用

1. 骨骼显像

骨骼显像是早期诊断恶性肿瘤骨转移的首选方法。可进行疾病分期、骨痛评价、

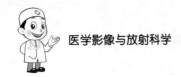

预后判断、疗效观察和探测病理骨折的危险部位。

2. 心脏灌注断层显像

心肌缺血的诊断。可评价冠状动脉病变范围,对冠心病危险性进行分级;评价冠脉狭窄引起的心肌血流灌注量改变及侧枝循环的功能,评价心肌细胞活力;对心肌梗塞的预后评价和疗效观察;观察心脏搭桥术及介入性治疗后心肌缺血改善情况。

心肌梗死的诊断,心梗伴缺血的诊断,判断心肌细胞存活情况。

心肌病、室壁瘤的鉴别诊断。

3. 甲状腺显像

异位甲状腺的诊断和定位,具有独特价值。

甲状腺结节功能的判断和良恶性鉴别,具有较高诊断价值。

高分化甲状腺癌转移灶的定位和诊断。

甲状腺大小和重量的估计。

4. 局部脑血流断层显像

缺血性脑血管意外的诊断,具有较高诊断价值。

癫痫致痫灶的定位诊断,癫痫发作间期的阳性率高达 60%(而 XCT 和 MRI 的阳性率约 25%)。

判断脑肿瘤的血运,鉴别术后或放疗后复发和瘢痕。

痴呆分型。尤其对早老性痴呆的诊断有较高价值。

5. 肾动态显像及肾图检查

了解肾动脉病变及双肾血供情况;对肾功能及分肾功能的判断;了解上尿路通畅情况及对尿路梗阻的诊断;监测移植肾血流灌注和功能情况;以及了解糖尿病对肾功能的影响。其他显像的主要临床应用。

甲状旁腺显像:对甲状旁腺腺瘤的诊断和定位。

肾上腺髓质显像:对嗜铬细胞瘤及其转移灶的诊断及定位,及恶性嗜铬细胞瘤131I - MIBG 治疗后随访。

肺灌注显像与肺通气显像:对肺动脉血栓栓塞症的诊断与疗效判断。

肝脏胶体显像、肝血流与肝血池显像:对肝海绵状血管瘤的诊断。

肝胆动态显像:用于鉴别梗阻性黄疸和肝细胞性黄疸;鉴别先天性胆道闭锁和婴肝综合征及疗效观察。

肠道出血显像:最适用于探测胃以下、乙状结肠以上的活动性下消化道出血。

异位胃粘膜显像:对美克尔憩室的诊断及定位,对肠梗阻或肠套叠(怀疑与美克尔憩室或小肠重复畸形有关)的鉴别诊断。

二、正电子发射体层显像计算机体层扫描

(一)简介

正电子发射体层显像计算机体层扫描(PET－CT)是由 PET 和多层螺旋 CT 组合而成的多模式成像系统。将发射正电子的核素标记于特定的代谢物或药物,利用 CT 体外无创、定量、动态观察标记分子在体内的分布和活动的检查。通过使用不同的标记药物,PET－CT 可测量组织的葡萄糖代谢活性、蛋白质合成速率及受体的密度和分布等,因此又称"活体生化显像"。

(二)基本原理

利用发射正电子的核素对正、负电子"湮没"所发出的成对光子的"符合"检测。

(三)适应症

1.肿瘤的诊断、分期和治疗评估

如肺癌、头颈部肿瘤、淋巴瘤、结肠癌、食管癌、胰腺癌、乳腺癌、卵巢癌和黑色素瘤等,确定肿瘤有无转移和复发,各种治疗的疗效评价,术后有无肿瘤残余组织,肿瘤复发及与坏死组织、瘢痕组织的鉴别,放疗或化疗前后的肿瘤病灶的变化等。

2.心血管疾病

明确冠心病病变血管、心脏结构变化、心肌血流灌注、心肌代谢活力、心功能等。

3.神经系统疾病

如脑肿瘤、癫痫灶定位、阿尔茨海默病、帕金森病、吸毒脑损伤及戒毒治疗评价、脑血管病及精神病等。

(四)检查方法

检查前几天应尽量避免剧烈活动和刺激,包括锻炼、长时间行走、负重和寒冷刺激等,血糖一般应 <6.7 mmol/L,糖尿病患者应控制在 7.4 mmol/L 以下。停服影响检查结果的相关食物和药物。检查前需空腹 4 小时以上或空腹过夜,可适量饮水。需躯干部成像者可饮 300～500 ml 无糖牛奶或豆浆以充盈胃部。建立静脉通道,注射 18F－FDG,用生理盐水助推,记录血糖值、药物注射时间及剂量。患者在安静、温暖、光线昏暗的环境中闭目静坐或平卧休息,一般 40～60 分钟后显像。对躯干部位显像者应排空膀胱,取下钥匙、手机、带金属扣的皮带等物品,平卧于检查床上,从盆腔底部向颈部扫描。手臂应置于扫描野外以减少干扰。脑显像最好单独扫描,并选择最佳放大倍

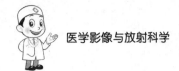

数、滤波函数和重建方式处理,以提高图像质量。必要时对可疑病灶区域进行延迟显像。对疑诊胃肠道和泌尿系统病变者,可通过饮水、进食、排尿、排便等排除生理性摄取或放射性尿液滞留的影响。

(五)临床意义

1. 食管癌

食管癌细胞膜可高水平表达葡萄糖转运蛋白1,且其表达水平与PET显像中病灶的标准摄取值(SUV)密切相关,因此食管癌PET显像呈原发病灶典型高代谢。

2. 胃癌

因空腹状态下皱缩的胃常有较高的生理性摄取,胃壁蠕动易影响对局部转移淋巴结的判断,加之印戒细胞癌、黏液腺癌、高分化胃癌和胃黏膜相关淋巴组织淋巴瘤可能对18F-FDG摄取不高,故常规18F-FDG PET检查对于早期胃癌的诊断价值有限,但对明确淋巴结转移及远处转移的敏感性很高。

3. 大肠癌

18F-FDG PET检测原发性结直肠癌的敏感性高,直径>0.7 cm的病灶即可被检出。

4. 肝癌

18F-FDG PET对肝细胞癌诊断的敏感性与肿瘤分化程度有关,高、中分化者常与周围正常肝脏组织的代谢活性相同,诊断敏感性仅为40%~50%;低分化者肿瘤病灶放射性摄取明显增高,诊断敏感性可达100%。

5. 胰腺癌

典型胰腺癌表现为灶性摄取增加。18F-FDG PET显像用于手术前分期比CT准确,可更准确和灵敏地发现局部淋巴结转移和远处转移。

6. 肺癌

18F-FDG PET显像表现,典型肺癌属于代谢活性显著增高的肿瘤,呈结节状或团块状放射性明显增高浓聚,病灶周围清楚。

7. 肿瘤筛查

作为高危人群的筛查手段,可发现体内存在的危险微小病灶,以便早期诊治。

8. 冠心病

PET心肌灌注显像可以显示心肌缺血部位、范围及程度。心肌灌注/代谢显像可以判断存活心肌,可以预测血管重建术后局部功能和灌注的恢复情况

9. 感染与炎症病变

当感染与炎症时炎性细胞被刺激趋化,18F-FDG摄取可较平时高数倍。

第三章　医学图像处理

第一节 图像滤波

一、概述

图像滤波,即在尽量保留图像细节特征的条件下对目标图像的噪声进行抑制,是图像预处理中不可缺少的操作,其处理效果的好坏将直接影响到后续图像处理和分析的有效性和可靠性。

由于成像系统、传输介质和记录设备等的不完善,数字图像在其形成、传输记录过程中往往会受到多种噪声的污染。另外,在图像处理的某些环节当输入的像对象并不如预想时也会在结果图像中引入噪声。这些噪声在图像上常表现为一引起较强视觉效果的孤立像素点或像素块。一般,噪声信号与要研究的对象不相关它以无用的信息形式出现,扰乱图像的可观测信息。对于数字图像信号,噪声表为或大或小的极值,这些极值通过加减作用于图像像素的真实灰度值上,对图像造成亮、暗点干扰,极大降低了图像质量,影响图像复原、分割、特征提取、图像识别等后继工作的进行。要构造一种有效抑制噪声的滤波器必须考虑两个基本问题:能有效地去除目标和背景中的噪声;同时,能很好地保护图像目标的形状、大小及特定的几何和拓扑结构特征。

二、目的和要求

（一）目的

①消除图像中混入的噪声。

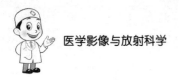

②为图像识别抽取出图像特。

（二）要求

①不能损坏图像轮廓及边缘。

②图像视觉效果应当更好。

三、滤波器

（一）非线性滤波器

一般说来，当信号频谱与噪声频谱混叠时，或者当信号中含有非叠加性噪声时，如由系统非线性引起的噪声或存在非高斯噪声等，传统的线性滤波技术，如傅立变换，在滤除噪声的同时，总会以某种方式模糊图像细节，如边缘等。进而导致像线性特征的定位精度及特征的可抽取性降低。而非线性滤波器是基于对输入信号的一种非线性映射关系，常可以把某一特定的噪声近似地映射为零而保留信号的要特征，因而其在一定程度上能克服线性滤波器的不足之处。

（二）中值滤波

中值滤波由 Turky 在 1971 年提出，最初用于时间序列分析，后来被用于图像处理，并在去噪复原中取得了较好的效果。中值滤波器是基于次序统计完成信号恢复的一种典型的非线性滤波器，其基本原理是把图像或序列中心点位置的值用该域的中值替代，具有运算简单、速度快、除噪效果好等优点，曾被认为是非线性滤波的代表。然而，一方面，中值滤波因不具有平均作用，在滤除诸如高斯噪声时会严重损失信号的高频信息，使图像的边缘等细节模糊；另一方面，中值滤波的滤波效果常受到噪声强度以及滤波窗口的大小和形状等因素的制约，为了使中值滤波器具有更好的细节保护特性及适应性，人们提出了许多中值滤波器的改进算法。

标准中值滤波算法的基本思想是将滤波窗口内的最大值和最小值均视为噪声，用滤波窗口内的中值代替窗口中心像素点的灰度，在一定程度上抑制了噪声。实际上在一定邻域范围内具有最大或最小灰度值这一特性的，除了噪声点，还包括图像中的边缘点、线性特征点等。中值滤波以此作为图像滤波依据，其滤波结果不可避免地会破坏图像的线段、锐角等信息。因此，要找到一种既能实现有效滤除噪声，又能完整保留图像细节的滤波机制，仅考虑噪声的灰度特性是难以实现的。

（三）形态学滤波器

随着数学各分支在理论和应用上的逐步深入，以数学形态学为代表的非线性滤波在保护图像边缘和细节方面取得了显著进展。形态学滤波器是近年来出现的一类重要的非线性滤波器,它由早期的二值形滤波器发展为后来的多值(灰度)形态滤波器,在形状识别、边缘检测、纹理分析、图像恢复和增强等领域了广泛的应用。形态滤波方法充分利用形态学运算所具有的几何特征和良好的代数性质,主要采用态学开、闭运算进行滤波操作。从形态学基本原理可知,形态学的开运算会去掉图像上与结构元素的形态不相吻合的相对亮的分布结构,同时保留那些相吻合的部分;而闭运算则会填充那些图像上与结构元素不相吻合的相对暗的分布结构,同时保留那些相吻合的部分。因此,他们都可以用来有效地提取特征和平滑像。值得注意地是,采用形态滤波器时,应根据不同的目的选择具有不同形状、大小和方向特性的结构元素。此外,形态学开、闭运算都具有幂等性,这意味着一次滤波就已将所有特定于结构元素的噪声滤除干净,再次重复不会产生新的结果。这是一个经典方法(如线性卷积滤波、中值滤波)所不具备的性质。由于形态学运算是从图像的几何形态观点来进行图像处理的,因此这种优良的非线性滤波器能在滤波的同时,保持图像结构不被钝化。

(四)双边滤波

双边滤波是结合图像的空间邻近度和像素值相似度的一种折中处理,同时考虑空域信息和灰度相似性,达到保留边缘且去除噪声的目的。

第二节　图像恢复

一、基本内容

图像恢复是通过计算机处理,对质量下降的图像加以重建或恢复的处理过程。因摄像机与物体相对运动、系统误差、畸变、噪声等因素的影响,使图像往往不是真实景物的完善映像。在图像恢复中,需建立造成图像质量下降的退化模型,然后运用相反过程来恢复原来图像,并运用一定准则来判定是否得到图像的最佳恢复。在遥感图像处理中,为消除遥感图像的失真、畸变,恢复目标的反射波谱特性和正确的几何位置,通常需要对图像进行恢复处理,包括辐射校正、大气校正、条带噪声消除、几何校正等内容。

图像恢复是通过计算机处理,对质量下降的图像加以重建或恢复的处理过程。因摄像机与物体相对运动、系统误差、畸变、噪声等因素的影响,使图像往往不是真实景

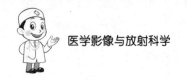

物的完善映像。在图像恢复中,需建立造成图像质量下降的退化模型,然后运用相反过程来恢复原来图像,并运用一定准则来判定是否得到图像的最佳恢复。在遥感图像处理中,为消除遥感图像的失真、畸变,恢复目标的反射波谱特性和正确的几何位置,通常需要对图像进行恢复处理,包括辐射校正、大气校正、条带噪声消除、几何校正等内容。

二、噪声处理

(1)图像噪声的分类。我们通常将影响图像质量的噪声分为这样四种基本的类型:其一,那些记录于感光胶片中的图像容易受到感光颗粒噪声波动的影响;其二,当图像从光学形式向电子形式进行转换的过程中,它是以一个统计的形式进行的,这主要是由于每个像素所接收到的光子的数目是随机的,而且是有限的,这样就导致了光电子噪声的产生;其三,电子放大器在对信号进行处理的过程中还会引入热噪声;其四,在获取图像的过程中,容易从电力或者是机电干扰中获取周期性的噪声。

(2)根据图像的特征建立起相应的概率密度函数。在对数字图像进行处理的过程中,一般需要以概率密度函数作为根本的依据来对噪声的统计特性进行表述,建立起对应的数据模型。常见的几种典型噪声主要包括高斯噪声;锐利噪声;伽马噪声;指数分布噪声;均匀分布噪声以及脉冲噪声六种。由于篇幅所限,这里不再对各种噪声的概率密度函数进行介绍。

(3)对噪声的相关参数进行估计。在对噪声进行处理的过程中需要获得各种噪声的相关参数,这是掌握图像先验指数的一部分。例如,在用维纳滤波(即最小均方)的方法对图像进行复原处理,采用卡尔曼滤波对图像进行平滑处理、边缘检测以及图像的分割等操作等,都需要对噪声的方差进行估计。在通常的情况下,由于所拥有的主要资料就是已经退化了的图像,这是只能对噪声方差进行盲估计。噪声方差的估计主要包括这样两种:其一,首先对噪声的图像进行预滤波处理,然后再对经过滤波处理后的数据进行方差估计处理;其二,在估计前将噪声分成多个区域,主要针对其中的"平坦区"对噪声方差进行估计。通常所采用的估计方法有:平均法、中值法、分块法,散点法,金字塔法以及预滤波法等几种。

(4)去除噪声。去除噪声的一个基本理论就是根据噪声的高频特性来提出低通滤波的方法,常用的去除方法有均值滤波法以及中值滤波法等。这两种方法虽然能去除噪声,但是也去除了图像的相关细节,导致图像的边界模糊。因此,现在一种基于模型的去噪算法被提出,该算法主要是基于图像本身的马尔可夫模型及不同噪声而提出来的。

第三节 边缘检测

一、简介

边缘检测是图像处理和计算机视觉中的基本问题,边缘检测的目的是标识数字图像中亮度变化明显的点。图像属性中的显著变化通常反映了属性的重要事件和变化。这些包括(1)深度上的不连续;(2)表面方向不连续;(3)物质属性变化;(4)场景照明变化。边缘检测是图像处理和计算机视觉中,尤其是特征提取中的一个研究领域。

图像边缘检测大幅度地减少了数据量,并且剔除了可以认为不相关的信息,保留了图像重要的结构属性。有许多方法用于边缘检测,它们的绝大部分可以划分为两类:基于查找一类和基于零穿越的一类。基于查找的方法通过寻找图像一阶导数中的最大和最小值来检测边界,通常是将边界定位在梯度最大的方向。基于零穿越的方法通过寻找图像二阶导数零穿越来寻找边界,通常是 Laplacian 过零点或者非线性差分表示的过零点。

二、属性

边缘可能与视角有关 – 也就是说边缘可能随着视角不同而变化,典型地反映在场景、物体的几何形状一个将另一个遮挡起来,也可能与视角无关,这通常反映被观察物体的属性如表面纹理和表面形状。在二维乃至更高维空间中,需要考虑透视投影的影响。

一个典型的边界可能是,如一块红色和一块黄色之间的边界,与此相反的是边线可能是在另外一种不变的背景上的少数不同颜色的点。在边线的每一边都有一个边缘。在许多图像处理的应用中边缘都起着非常重要的作用。然而,在最近几年,不明显依赖于边缘检测作为预处理的计算机视觉处理方法研究取得了一些实质性的研究成果。

三、简单模型

自然界图像的边缘并不总是理想的阶梯边缘。相反,它们通常受到一个或多个下面所列因素的影响:

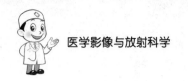

（1）有限场景深度带来的聚焦模糊。

（2）非零半径光源产生的阴影带来的半影模糊。

（3）光滑物体边缘的阴影。

（4）物体边缘附近的局部镜面反射或者漫反射。

四、检测边缘

如果将边缘认为是一定数量点亮度发生变化的地方，那么边缘检测大体上就是计算这个亮度变化的导数。为简化起见，我们可以先在一维空间分析边缘检测。在这个例子中，我们的数据是一行不同点亮度的数据。

除非场景中的物体非常简单并且照明条件得到了很好的控制，否则确定一个用来判断两个相邻点之间有多大的亮度变化才算是有边界的阈值，并不是一件容易的事。实际上，这也是为什么边缘检测不是一个微不足道问题的原因之一。

（一）检测方法

有许多用于边缘检测的方法，他们大致可分为两类：基于搜索和基于零交叉。

基于搜索的边缘检测方法首先计算边缘强度，通常用一阶导数表示，例如梯度模，然后，用计算估计边缘的局部方向，通常采用梯度的方向，并利用此方向找到局部梯度模的最大值。

基于零交叉的方法找到由图像得到的二阶导数的零交叉点来定位边缘。通常用拉普拉斯算子或非线性微分方程的零交叉点。

滤波作为边缘检测的预处理通常是必要的，通常采用高斯滤波。

已发表的边缘检测方法应用计算边界强度的度量，这与平滑滤波有本质的不同。正如许多边缘检测方法依赖于图像梯度的计算，他们用不同种类的滤波器来估计 x 方向和 y 方向的梯度。

（二）计算一阶导数

许多边缘检测操作都是基于亮度的一阶导数，这样就得到了原始数据亮度的梯度。使用这个信息我们能够在图像的亮度梯度中搜寻峰值。

（三）计算二阶导数

其他一些边缘检测操作是基于亮度的二阶导数。这实质上是亮度梯度的变化率。在理想的连续变化情况下，在二阶导数中检测过零点将得到梯度中的局部最大值。另一方面，二阶导数中的峰值检测是边线检测，只要图像操作使用一个合适的尺度表示。如上所述，边线是双重边缘，这样我们就可以在边线的一边看到一个亮度梯度，而在另一边看到相反的梯度。这样如果图像中有边线出现的话我们就能在亮度梯度上看到非常大的变化。为了找到这些边线,我们可以在图像亮度的二阶导数中寻找过零点。

（四）步骤

1. 滤波

边缘检测算法主要是基于图像强度的一阶和二阶导数,但导数的计算对噪声很敏感,因此必须使用滤波器来改善与噪声有关的边缘检测器的性能。需要指出,大多数滤波器在降低噪声的同时也导致了边缘强度的损失,因此,增强边缘和降低噪声之间需要折中。

2. 增强

增强边缘的基础是确定图像各点邻域强度的变化值。增强算法可以将邻域(或局部)强度值有显著变化的点突显出来。边缘增强一般是通过计算梯度幅值来完成的。

3. 检测

在图像中有许多点的梯度幅值比较大,而这些点在特定的应用领域中并不都是边缘,所以应该用某种方法来确定哪些点是边缘点。最简单的边缘检测判据是梯度幅值阈值判据。

4. 定位

如果某一应用场合要求确定边缘位置,则边缘的位置可在子像素分辨率上来估计,边缘的方位也可以被估计出来。在边缘检测算法中,前三个步骤用得十分普遍。这是因为大多数场合下,仅仅需要边缘检测器指出边缘出现在图像某一像素点的附近,而没有必要指出边缘的精确位置或方向。

边缘检测的实质是采用某种算法来提取出图像中对象与背景间的交界线。我们将边缘定义为图像中灰度发生急剧变化的区域边界。图像灰度的变化情况可以用图像灰度分布的梯度来反映,因此我们可以用局部图像微分技术来获得边缘检测算子。经典的边缘检测方法,是通过对原始图像中像素的某小邻域构造边缘检测算子来达到检测边缘这一目的的。

五、阈值确定

一旦我们计算出导数之后,下一步要做的就是给出一个阈值来确定哪里是边缘位置。阈值越低,能够检测出的边线越多,结果也就越容易受到图片噪声的影响,并且越容易从图像中挑出不相关的特性。与此相反,一个高的阈值将会遗失细的或者短的线段。一个常用的这种方法是带有滞后作用的阈值选择。这个方法使用不同的阈值去寻找边缘。首先使用一个阈值上限去寻找边线开始的地方。一旦找到了一个开始点，我们在图像上逐点跟踪边缘路径，当大于门槛下限时一直纪录边缘位置，直到数值小于下限之后才停止纪录。这种方法假设边缘是连续的界线，并且我们能够跟踪前面所看到的边缘的模糊部分，而不会将图像中的噪声点标记为边缘。

六、边缘检测算子

一阶：Roberts Cross 算子，Prewitt 算子，Sobel 算子，Kirsch 算子，罗盘算子。

二阶：Marr - Hildreth，在梯度方向的二阶导数过零点，Canny 算子，Laplacian 算子。

Canny 算子（或者这个算子的变体）是最常用的边缘检测方法。在 Canny 创造性的工作中，他研究了设计一个用于边缘检测最优预平滑滤波器中的问题，后来他说明这个滤波器能够很好地被一阶高斯导数核优化。另外，Canny 引入了非最大抑制概念，它是说边缘定义为在梯度方向具有最大梯度值的点。

在一个离散矩阵中，非最大抑制阶梯能够通过一种方法来实现，首先预测一阶导数方向、然后把它近似到 45 度的倍数、最后在预测的梯度方向比较梯度幅度。

罗盘算子是斯坦福大学的 Ruzon 在 1999 年提出的一个新的算子，据实验以及报道，性能超过 Canny 算子。

七、Sobel 边缘检测

Soble 边缘检测算法比较简，实际应用中效率比 canny 边缘检测效率要高，但是边缘不如 Canny 检测的准确，但是很多实际应用的场合，sobel 边缘却是首选，尤其是对效率要求较高，而对细纹理不太关心的时候。

Soble 边缘检测通常带有方向性，可以只检测竖直边缘或垂直边缘或都检测。

所以我们先定义两个梯度方向的系数：

$kx = 0$；$ky = 1$；% horizontal。

$kx = 1$；$ky = 0$；% vertical。

$kx = 1$；$ky = 1$；% both。

然后我们来计算梯度图像，我们知道边缘点其实就是图像中灰度跳变剧烈的点，所以先计算梯度图像，然后将梯度图像中较亮的那一部分提取出来就是简单的边缘部分。

Sobel 算子用了一个 $3 * 3$ 的滤波器来对图像进行滤波从而得到梯度图像，这里面不再详细描述怎样进行滤波及它们的意义等。

竖起方向的滤波器:y_mask = op = [-1 -2 -1;0 0 0;1 2 1]/8。

水平方向的滤波器:op 的转置:x_mask = op'。

定义好滤波器后,我们就开始分别求垂直和竖起方向上的梯度图像。用滤波器与图像进行卷积即可:

bx = abs(filter2(x_mask,a))。

by = abs(filter2(y_mask,a))。

上面 bx 为水平方向上的梯度图像,by 为垂直方向上的梯度图像。

八、边缘检测

所谓边缘是指其周围像素灰度急剧变化的那些像素的集合,它是图像最基本的特征。边缘存在于目标、背景和区域之间,所以,它是图像分割所依赖的最重要的依据。由于边缘是位置的标志,对灰度的变化不敏感。因此,边缘也是图像匹配的重要的特征。

边缘检测和区域划分是图像分割的两种不同的方法,二者具有相互补充的特点。在边缘检测中,是提取图像中不连续部分的特征,根据闭合的边缘确定区域。而在区域划分中,是把图像分割成特征相同的区域,区域之间的边界就是边缘。由于边缘检测方法不需要将图像逐个像素地分割,因此更适合大图像的分割。

边缘大致可以分为两种,一种是阶跃状边缘,边缘两边像素的灰度值明显不同;另一种为屋顶状边缘,边缘处于灰度值由小到大再到小的变化转折点处。

边缘检测的主要工具是边缘检测模板。我们以一个一维模板为例来考察边缘检测模板是如何作用的。

模板的作用是将右邻点的灰度值减去左邻点的灰度值作为该点的灰度值。在灰度相近的区域内,这么做的结果使得该点的灰度值接近于 0;而在边缘附近,灰度值有明显的跳变,这么做的结果使得该点的灰度值很大,这样就出现了上面的结果。这种模板就是一种边缘检测器,它在数学上的含义是一种基于梯度的滤波器,习惯上又称边缘算子。我们知道,梯度是有方向的,和边缘的方向总是垂直的。模板是水平方向的,而上面那幅图像的边缘恰好是垂直方向的,使用模板就可以将它检测出来。如果图像的边缘是水平方向的,我们可以用梯度是垂直方向的模板检测它的边缘。如果图像的边缘是 45°方向的,我们可以用模板检测它的边缘。

常用的边缘检测模板有 Laplacian 算子、Roberts 算子、Sobel 算子、log(Laplacian - Gauss)算子、Kirsch 算子和 Prewitt 算子等。

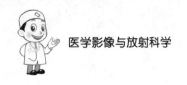

第四节 轮廓检测

轮廓检测指在包含目标和背景的数字图像中,忽略背景和目标内部的纹理以及噪声干扰的影响,采用一定的技术和方法来实现目标轮廓提取的过程。它是目标检测、形状分析、目标识别和目标跟踪等技术的重要基础。

一、研究现状

目前轮廓检测方法有两类,一类是利用传统的边缘检测算子检测目标轮廓,另一类是从人类视觉系统中提取可以使用的数学模型完成目标轮廓检测。

基于边缘检测的轮廓检测方法是一种低层视觉行为,它主要定义了亮度、颜色等特征的低层突变,通过标识图像中亮度变化明显的点来完成边缘检测,因此很难形成相对完整和封闭的目标轮廓。边缘检测通常将图像与微分算子卷积。比如借助于Sobel算子、Prewitt算子、Canny算子等,此方法没有考虑视觉中层和高层信息,因此很难得出完整的、连续的轮廓边缘,仅仅使用这类方法很难得出完整的目标轮廓,这种过程往往复杂且精度难以保证,甚至在含有大量噪声或者纹理的情况下,无法提取轮廓。

从视网膜经典感受野推导出的 DoG 模型得到初步应用。该模型一般适用于图像平滑与边缘检测领域。Gabor 滤波器模型来源于初级视皮层 Vl 区简单细胞感受野,一般适用于角点检测和纹理特征提取等。Grigorescu 和 Petkov 运用非经典感受野的周边抑制作用,与经典的边缘检测方法结合,取得了令人瞩目的成果。他们假设非经典感受也是圆环形抑制区域,通过对经典感受野的抑制来抑制纹理。他们还提出一个将轮廓检测结果进行量化比较的方法,给以后人们研究轮廓检测或边缘检测提供了新的评价方法。桑农等人根据非经典感受野的假说,提出了蝶形抑制区,使得轮廓检测结果取得了更好的效果。

视觉信息经过加工传递,从视网膜经过 LGN 到达初级视皮层,这个机制十分复杂,也有许多假说。人为定义一种抑制模型忽略人类视觉感知的过程和刺激传递过程中的信息易造成轮廓断裂,Hubel 和 Wiesel 推断简单细胞的感受野的方向选择性可以由外侧膝状体的感受野经过一种特定的组合拟合而成,因此 Azwpardi 等提出了 CORE 模型,直接用外侧膝状体的感受野模型来模拟视觉系统来进行轮廓检测。Wei H 等也根据这项发现提出了自己的计算模型,用来检测线条的方向。

对比以上所述两类方法可以发现,基于人类视觉感知模型的方法已经被广泛研究和应用,属于轮廓检测的研究趋势,效果优于第一类方法。

二、主要过程

求取图像(灰度或彩色)中物体轮廓的过程主要有四个步骤。首先,对输入图像做预处理,通用的方法是采用较小的二维高斯模板做平滑滤波处理,去除图像噪声,采用小尺度的模板是为了保证后续轮廓定位的准确性,因为大尺度平滑往往会导致平滑过渡,从而模糊边缘,大大影响后续的边缘检测。其次,对平滑后的图像做边缘检测处理,得到初步的边缘响应图像,其中通常会涉及亮度、颜色等可以区分物体与背景的可用梯度特征信息。然后,再对边缘响应做进一步处理,得到更好的边缘响应图像。这个过程通常会涉及判据,即对轮廓点和非轮廓点做出不同处理或用相同的程式因作用结果的不同而达到区分轮廓点和非轮廓点的效果,从而得到可以作为轮廓的边缘图像。若是此步骤之前得到的轮廓响应非常好时,该步骤往往是不用再考虑的。然而在实际应用过程中,上一步骤得到的结果往往是不尽人意的。因此,此过程往往起着至关重要的作用,最后对轮廓进行精确定位处理,这个过程通常又分成两个过程。

第一步,先对边缘响应图像做细化处理,得到单像素边缘图像。这个过程普遍采用的是非最大值抑制方法(局部极大搜索)。非最大值抑制可以非常有效地细化梯度幅值图像中的屋脊带,从而只保留局部变化最大的点。本文的研究均采用此方法做细化处理。第二步,为在此基础上做基于滞后门限的二值化处理,滞后门限利用递归跟踪算法可以保证最后的轮廓图像是连续的。这一个过程往往在与标准轮廓(比如图像数据库中人为勾画的轮廓)做比较时才考虑,也就是说一个完整的轮廓检测算法往往是不包括该过程的。获取轮廓信息的另一种通用方法就是先对图像做分割,图像分割处理好后,直接将分割区域的边界作为轮廓。该方法最终的结果直接依赖于图像分割的效果,因此实际中多归于分割问题。

三、静态图像轮廓检测

早期轮廓检测的方法通过局部的测量计算来量化一个给定图像位置的边界是否存在。Roberts 算子,Sobel 算子和 Prewitt 算子通过灰度图像和局部导数滤波器卷积进行边缘检测。Mary 和 Hildreth 使用拉普拉斯算子的零交叉高斯算子。丰富的特征描述子可以通过对不同尺度的图像和多方向的滤波器的响应获得。比如,利用正交对偶数和奇数的对称滤波器的方向能量方法。Lindeberg 则提出了一种基于带有自适应尺度选择机制的滤波器方法。

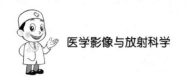

Canny 检测器通过亮度通道中尖锐的不连续性定义边界,并增加非极大值抑制和迟滞效应阈值的步骤优化边界。但是对于自然场景复杂,纹理普遍存在的图像,这样的建模方式是并不合适。在一些纹理杂乱无章的区域,Canny 检测器会检测出很多轮廓线条。但实际上,这个区域的确存在很多高差异性的纹理却没有真正意义上的目标边界。另一方面,在不同的纹理之间的边界无法有效的检测出来,因为有时不同的纹理之间的平均亮度值差异其实很小。因此,仅仅依靠亮度简单建模并不能检测纹理边界。

之后特征的局部描述方法开始考虑到颜色和纹理信息并利用学习方法进行线索组合。Martin 等人定义亮度、颜色和纹理通道的梯度算子,并使用它们作为逻辑回归分类器的输入组合预测边缘强度。Dollar 等人提出了推进式边界学习算法(Boosted Edge Learning,BEL),不依赖于手工制作的特征,而是通过从成千上万个图像块计算得到的简单特征的概率推进树的形式学习获得边界分类器。这种方法的一个优点是,它可以在初始分类阶段并行处理视觉线索。Mairal 等人通过学习具有判别力的稀疏表示的局部图像块,创建同时具有泛型和特定类的边缘检测器。对于每个类,他们学习一个判别字典,并使用每个词典获得的重构误差作为最终的分类器的特征输入。

目前,很多对于静态图像的目标轮廓提取,在检测过程中主要通过外观线索判断像素是否属于目标的轮廓,根据图像局部特征并基于学习策略进行轮廓判断。Arbelaez 等利用一种叫作"双半圆盘"算子的梯度算子计算亮度、色彩、纹理多种外观线索的方向梯度特征,通过梯度上升得到各种外观线索的优化组合,生成的局部边缘检测器能有效去除目标内部纹理的虚假边缘。除此以外,他们还建立了一个具有轮廓和分割手工标记的图像轮廓和分割数据集作为自然场景轮廓和分割方法的统一标准。Dollar 等以亮度、色彩线索为判定标准利用集成分类器对图像块分类,获取到图像块内的结构边缘信息,提升了处理效率。

同时,深度线索作为特殊的外观线索,可以辅助判断目标轮廓,Kinect 深度相机得到的场景深度图像对光照变化和背景中颜色相近的物体的干扰具有鲁棒性。Leordeanu 等结合图像的像素级表达和区域块表达,将不同类型边缘结构的局部定位应用于深度图像。徐玉华等采用活动轮廓对人体目标建模,提出一种新的水平集框架下自适应融合 RGB - D 图像的颜色和深度信息的人体轮廓跟踪方法。

静态图像轮廓检测对外观相似的目标和背景不具有识别力,背景的局部边缘干扰会导致目标的伪轮廓。因此越来越多的轮廓检测研究基于运动视频获取运动信息来区分外观一致的目标和背景,并激励运动目标的强边缘。

四、动态视频轮廓检测

在运动视频中,运动线索是判断运动目标轮廓的关键。相关研究已实验表明了运动线索在轮廓检测、目标识别等视觉任务中的重要性。格式塔(Gestalt)原则中的"common fate"理论,指出相似运动的点被认为是连贯一致的整体,运动线索作为几乎所有视觉类别所共有的信息,在生物学视觉系统中也一直强调其重要性。相比于亮度、色彩和立体视差这些外观线索,运动线索更有助于区分不同的运动目标。在增加了额外时间维度的视频数据中,相机的运动或场景的变化使得我们可以挖掘运动目标边界与背景间的相对运动信息并用于推断目标轮廓,即运动轮廓。

视频轮廓检测中的运动线索主要由数据驱动得到,分为两大类方法。第一类利用光流法获取运动线索。光流法基于时空梯度模型计算物体的亮度随时间和空间的变化场。光流计算像素点的瞬时变化速率,其原理是假设像素点从一个位置移动到其他位置,其灰度值保持不变,因此根据光流估计可以计算出某一像素点运动瞬时变化速率。Stein 等在超像素图上建立区域光流场,结合外观特征,利用 adaboost 学习方法建立轮廓检测的总体框架,并且建立了具有轮廓手工标记的视频轮廓数据库用于训练学习。He 等在建立光流场后基于奇异值分解(Singular Value Decomposition,SVD)因子分解方法建立伪深度图,将运动线索转化为深度线索用于轮廓检测。

光流法的优点在于无需对场景的背景建模,就能够检测到运动目标,因此在动态场景中经常利用光流法来检测运动目标。然而,光流法基于亮度守恒假设条件,在复杂自然场景中,由于遮挡性、多光源、透明性和噪声等原因,使得光流的可靠性估计较差,获取到的运动信息误差较大。

第二类利用帧差法获取运动线索。帧差法也是运动目标检测中常见的方法之一。其基本原理非常简单,先计算前后两帧相减的像素差,利用固定闭值进行二值化处理,得到前景运动目标。如果目标没有运动,那么两帧相减的像素差为零;若目标有明显的运动,那么两帧相减的像素差大于闭值,二值化处理可得到视频帧中的运动目标位置。Sundberg 等利用关键帧及其前后帧的帧间差异作为运动线索之一,同时依据 Arbelaez 等的静态轮廓检测结果作为初始分割图建立光流场,通过支持向量机(Support Vector Machine,SVM)学习特征权重,线性加权各个特征得到轮廓概率值。

由于帧差法利用相邻帧相减,具有很强的适应性,能够快速适应环境的变化,因此能得到较好的效果。但是正是由于这个原因,目标静止或运动幅度很小时前后两帧变化不大,从而导致无法检测出来;而且当目标表面单一时,前后帧运动目标区域大部分

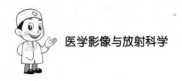

像素值相似,从而会产生空洞现象。此外,帧差法主要是依据关键帧及其前后帧的帧间差异建模,仅获取了三帧之间的运动信息,缺少三帧之外的运动信息,容易造成部分运动信息的缺失。

五、算法

在图像处理与分析、模式识别和计算机视觉等研究领域中通常需要提取目标区域的轮廓以获得关于目标的诸多有价值的信息,因而如何快速、高效、精确地对目标进行轮廓检测也成为一个备受图像研究者关注的课题。目前已有许多研究者在此领域做了大量的研究。现有的轮廓检测算法大致可分为三类。

(一)轮廓跟踪

这个算法首先是将整幅二值图像点集保存在可以随机访问的数组当中,然后按照某种准则寻找轮廓的起始点,每当找到一个轮廓起始点,便接着以顺时针或逆时针方向对其所在轮廓进行追踪查找,直到重新回到起始点。Rosenfeld 于 1970 年最早提出了这一算法,其最大的优点就是高效、简单,且检测出来的轮廓带有序列化信息;缺点是容易占用大量内存空间。

(二)基于图像子集

这类算法采用一定大小的图像子集顺序访问图像数据的方式,在图像子集"滑动"的过程中,根据图像子集中不同的数据情况进行轮廓信息的记录及提取。这类方法中比较新的为 choy 在 1993 年所提出的,他只采用了 2 * 2 的图像子集,通过从图像子集所观察到的不同数据序列进行轮廓片段的创建、合并、延伸操作来检测图像的轮廓,该方法提取出来的图像轮廓带有内外深度包含关系。这类算法最大的缺点是其所采用的图像子集的处理方法使得算法不得不对每一像素进行多次重复访问,从而导致算法效率地大大降低。

(三)基于游程

这个算法也采用对图像数据进行顺序访问的方式,但不同的是基于游程的算法在扫描过程中要先对图像数据进行游程编码,并以游程作为分析对象来实现轮廓检测,此类算法大大改进了困扰着上述第二类算法的邻域运算问题,做到了对每一个像素点均只需访问一次。因为游程编码本身所带有的数据压缩特性,常常可以大规模降低所需处理的数据量,从而算法的实现往往更加高效、简单。但已有的此类算法依然存在着大量的不足,如 Pavlldis 和 Quek 所提算法均不得不经过两次扫描处理才能完成对轮廓的检测,从而使得算法的实时性大为欠缺。而 Agrawala、Grant 和 Capson 所提算法虽然都只要经过一次扫描过程，并且通过对游程左右端点进行有序地连接来实时地获取轮廓。但这些方法在对水平方向上的轮廓凹形部分的检测存在着普遍的偏差，因此轮廓精度有所缺。

六、性能评价

针对目标的轮廓检测结果进行评价，有主观方法和客观方法两大类。

主观方法指通过人眼观察，根据人的主观意志得出结果，即定性比较。定性检测的结果很直观，但无法量化，最重要的是不同的人可能主观得出的结果不同，且人眼易于疲劳，并容易受光照等外界因素干扰。

客观方法指通过建立数学模型对数据库中的标准轮廓图和实验结果图像进行对比的方法。该类方法性能稳定快速。

第五节 图像编码

一、概念

图像编码也称图像压缩，是指在满足一定质量（信噪比的要求或主观评价得分）的条件下，以较少比特数表示图像或图像中所包含信息的技术。

二、历史

1948 年，信息论学说的奠基人香农曾经论证：不论是语音或图像，由于其信号中包含很多的冗余信息，所以当利用数字方法传输或存储时均可以得到数据的压缩。在他的理论指导下，图像编码已经成为当代信息技术中较活跃的一个分支。经过近半个世纪的努力，图像编码技术已从实验室走入通信和电子领域。

（一）性能度量

模拟图像信号的数字化和相应的图像频带压缩技术。模拟图像信号数字化是对信号在时间上抽样、幅度上分层并转换为数码的过程。这一典型的数字化过程大大增加对传输信道容量的要求。因此，在图像数字化的同时，往往必须进行频带压缩。只有将图像数字化后对传输信道容量的要求降低到接近于、甚至小于图像模拟传输时的数值，图像的数字传输才有可能得到广泛应用。

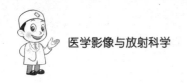

（二）性能度量

收信端重建图像的质量，用相对于原始图像的失真来衡量。失真的客观量度，一般用原始图像样值与经过图像编码后在收信端重建图像样值间的均方误差表示。失真的主观度量是人的视觉感受，它是对再生图像质量有决定意义的评价。在研究图像编码时，往往同时采用主观和客观失真度量。

活动图像可看成是由平面坐标 i，j 以及时间坐标 t 决定的三维空间内的亮度分布。同一平面内相邻像素（亦称像元）间及相邻时间的各帧像素间存在相关性，因而数字图像信息具有冗余度。实现图像编码的基本途径是通过对图像信号样值去相关来消除信息的冗余度。这也就是利用图像信号样值间的相关性来实现图像的频带压缩。

图像编码的指标由平均每个样本的编码比特数来衡量，这一数值的降低取决于编码方案是否能充分地去掉相关性。由于实际图像是一个非平稳过程，它的局部统计相关性随着图像各局部内容细节及活动量而变化。自适应图像编码能够根据图像局部统计相关性的变化，自动采用不同的参数甚至在不同的图像编码方案间切换，从而做到充分去除图像每一局部范围内的相关性。

频带压缩后的图像信号降低了信息冗余度，但一旦当信道产生误码，传输的信息就容易受到破坏。因此，图像编码的总性能应该用重建图像主客观失真、平均每样本编码比特数以及对信道误码灵敏度来表示。它们之间往往是相互制约的。

三、图像编码方案

图像编码系统的发信端基本上由两部分组成。首先，对经过高精度模－数变换的原始数字图像进行去相关处理，去除信息的冗余度；然后，根据一定的允许失真要求，对去相关后的信号编码即重新码化。一般用线性预测和正交变换进行去相关处理；与之相对应，图像编码方案也分成预测编码和变换域编码两大类。

（一）预测编码

预测编码利用线性预测逐个对图像信息样本去相关。对某个像素 S0 来说，它用邻近一些像素亮度的加权和（线性组合）┄作为估值，对 S0 进行预测。S0 与┄之间的差值 e(u) 就是预测误差。由于相邻像素与 S0 间存在相关性，差值的统计平均能量就变得很小。因此，只需用少量数码就可以实现差值图像的传输。图像预测编码（差值脉码调制）主要有三种预测方法：①一维固定预测（一维差值脉码调制）：用 S1 或 S2 对 S0 预测，加权系数固定并且小于 1；②二维固定预测（二维差值脉码调制）：当预测估值取 S1 和 S2 的平均时,称之为二维平均预测,而当预测估值取⋯ = S1 + S2 – S3 时,称之为二维平面预测;③条件传输帧间预测(帧差脉码调制):用前一帧同一平面位置的像素作为预测估值。对于只有少量活动的图像(如可视电话),画面中约有百分之七十以上的帧间差值等于零或很小,因此这些差值可舍弃不传。由于帧间差值的传输以其幅度是否大于某个阈值为条件,又称为条件传输帧间预测。

(二)变换域编码

用一维、二维或三维正交变换对一维 n、二维 n×n、三维 n×n×n 块中的图像样本的集合去相关,得到能量分布比较集中的变换域;在再码化时,根据变换域中变换系数能量大小分配数码,就能压缩频带。最常用的正交变换是离散余弦变换(DCT),n 值一般选为 8 或 16。三维正交变换同时去除了三维方向的相关性,它可以压缩到平均每样本 1 比特。图像编码可应用于基本静止图片的数字传输、数字电视电话会议以及数字彩色广播电视。相应的压缩目标,即传输数码率范围,初步定为 64 千比特/秒、2 兆比特/秒、8 兆比特/秒和 34 兆比特/秒级。虽然压缩性能较高的图像编码方案需要进行复杂的多维数字处理,但随着数字大规模集成电路的集成度和工作速度的提高,以及大容量传输信道的实现,数字图像传输必将逐步从实验方案进入实用阶段。

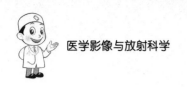

第四章　放射医学

第一节 放射诊断

一、简介

放射诊断是指利用 X 线、超声和核素的 γ 线等,透过人体后,使人体内部结构和器官在荧光屏上或胶片上显出影像,从而了解人体形态结构、生理功能及病理变化。放射诊断技术主要包括 X 光机、CR 和 DR、CT、乳腺机、牙片机、DSA、PET/CT 和 SPECT 等。词条介绍了我国放射诊断的发展历程以及现有主要放射诊断技术与仪器设备。

1895 年德国仑琴教授发现了 X – ray,之后人们利用 X 射线、超声和核素的 γ 线等,可以穿透人体多数的组织(如肌肉和血液)、骨骼和牙齿等含钙质较多的组织会对射线产生较大的衰减,根据这种特性我们利用 X 射线照射人体后投射到光敏材料(胶片)上形成影像。之后经过显影、定影,出来照片底版样的光片供医生检查、确诊、治疗用。放射诊断在医学影像领域广泛被应用。放射诊断主要包括 X 光机、CR 和 DR、CT、乳腺机、牙片机、DSA、PET/CT 和 SPECT 等。

二、我国放射诊断技术的发展历程

(一)20 世纪 30 年代至 20 世纪 60 年代

由于历史条件的限制,早年从事技术工作的人员作为医师的助手,都以单纯的 X 线摄影、X 线照片冲洗等技术操作为主。由于外文水平及知识结构方面的原因,大多数技术人员尚缺乏独立进行科研及总结经验成文等能力。因此除射志光 1936 年总结实践经验,倡用"谢氏位"投照髋关节后脱位,国际上一直沿用至今外,其他就较少建树。设备的安装检修都依靠外籍工程师。

(二)20 世纪 70 年代至 20 世纪 80 年代

20 世纪 70 年代起,放射诊断技术工作者除继续探索摄影方法的改进及其他操作性技术的改进外,开始应用信息论及通讯工程学技术及相关学科的成就,对影像质量进行定量评价及对成像过程进行定量解析,使影像质量得以大幅度提高。1981 年在郑州召开的全国第三届放射学术会议上,北京的燕树林等、上海的曹厚德等、山东的袁幸德等宣读了用"调制传递函数"(MTE)的概念及测试方法等评价像质的论文,填补了我国在 X 线成像原理及对象质进行客观评价这一重要课题的空白。

1983 年 6 月,中华医学会放射学会在天津召开首次技术学专题的全国性学术会议。近 400 的名放射技术工作者参加会议及宣读论文。论文内容除包括 X 线摄影、物理机械等内容外,还包括了自动化冲洗技术、新型成像器材、数字成像技术及 CT、MRI 等新技术。香港放射学会也应邀出席了大会。同年 9 月,我国放射技术学的学科带头人范众应邀赴日本横滨参加第四届亚沃地区国际放射技术会议(SIRRT)。会上,范众向与会代表介绍了我国放射技术的发展状况。此为我国放射技术上作者第一次参加国际性学术活动。继之,曹厚德、陈鹤声、秦维昌、曾祥阶、杨联域等相继出席国际会议,并在会上宣读论文。同时,国外的放射技术工作者如日本名古屋大学山本千秋教授等也多次来华进行学术交流。

由于 20 世纪 70 年代引进较大批量 1 000 毫安、自动化程度较高的 X 线设备,如心血管造影机、脉冲式 X 线电影摄影等,同时国内 X 线设备的生产制造也有较大的发展。在这种情况下,放射技术人员中的一部分转向从事放射工程技术工作。由于当时大部分人员的学历层次及知识结构存在着较普遍的欠缺,所以大多数仅限于一般性的保养维修等,能独立担任大型设备的安装、调试者为数不多。全国性学术会议的召开成功,标志着我国放射技术学界已具有独立进行学术活动的能力。我国学者的多次出访及接待外国学者的来访,说明放射技术界的国际交流也已开始。综观本阶段放射技术学已由"经验型"向"科学型"过渡。

(三)20 世纪 90 年代后

20 世纪 90 年代起,大量的医学影像学设备的投入临床使用,使我国放射技术学从单纯的传统放射学发展到医学影像学。因此不论从工作内涵及技术人员的队伍结

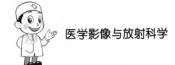

构均有很大的变化。放射技术人员的基本技能从以 X 线摄影为主扩展到计算机技术的应用,大型高科技影像设备的操作与维护;参与介入放射学的技术性操作等,使技术人员队伍的构成也有很大的变化。具有高学历的人员及经国外进修、培训或接受正规专业教育的人员比例不断增加。

1991 年,由中华医学会放射学会与《中华放射学杂志》编辑部多次合作,成功地举办全国性放射技术质保(QA)、质控(QC)专题研讨会及学习班,推动全国性协作网点的建立,使 QA、QC 工作得以在全国广泛开展。在推动过程中,范众、陶叔巍、燕树林、吴伯卿、赵玉锉、薛爱华等做了大量卓有成效的工作。此项工作不但使我国的放射技术管理工作向先进国家靠拢,同时为我国技术人员队伍向科学型转化起到很大的推动作用。

1993 年,中华医学会影像技术协会宣告成立。至此,我国放射诊断技术人员,在协会的组织下卓有成效地开展学术活动与工作。

(四)20 世纪以来

20 世纪以来,随着计算机技术的不断快速发展,医学影像学已成为临床医学,甚至基础医学领域中发展最快的学科之一,并在日常诊断及治疗工作中占据了越来越重要的临床地位。X 线、电子计算机断层摄影、磁共振成像、超声及核医学等影像相关设备的成像质量得到了显著的提升,从模拟模式成像到数字模式成像、从二维成像到三维成像、从结构成像到功能成像,更有分子影像学的发展,使医学放射诊断学早已脱离了 100 多年前伦琴时代的 X 线成像的概念,提高到了一个形态及功能共同成像、诊断与治疗兼而有之的全新高度,同时也为临床其他学科的发展提供了一个重要而广阔的技术平台,并有力地促进了临床医学的发展。

三、X 光机

(一)X – Ray 介绍

X – ray 是由德国仑琴教授在 1895 年所发现。这种由真空管发出能穿透物体的辐射线,在电磁光谱上能量较可见光强波长较短,频率较高,相类似之辐射线有宇宙射线等。目前 X 线诊断常用的 X 线波长范围为 0.008 ~ 0.031 nm(相当于 40 ~ 150 kv 时)。

X 光管:利用高速电子撞击金属靶面产生 X 射线的真空电子器件。又分为充气管和真空管两类。

1. X – ray 的产生方式

(1)制动辐射:高速电子突然减速后,其动能转变成能量释放出来,此能量即为 X – ray,且此能量会随减速之程度而有所不同。

(2)特性辐射:高速电子撞击原子和外围轨道上电子,使之游离且释放之能量,即为X – ray。

诊断用 X – ray 其产生方式所占比例:30%特性辐射 70%制动辐射。

2. X – Ray 的特性

(1)能穿透物体。

(2)为不可见光。

(3)於电磁波光谱内。

(4)波长范围广。

(5)直线散射。

(6)光速进行。

(7)能使荧光物质发光。

(8)能使底片感光。

(9)会造成散射线。

(二)X 光机的组成构造

(1)数字 X 光机有三大装置:X 射线发生装置、X 射线成像装置、X 射线辅助装置。

(2)X 射线发生装置包括控制部分、高压发生器、X 射线管。

(3)X 成像装置包括探测器、计算机系统、应用软件、显示器。

(4)X 射线辅助装置包括诊视床、滤线器、制动部分、支持部分。

(三)X 光成像原理

1. X 射线

属于电磁波,介于紫外线与 Y 射线之间。

2. X 射线三大效应

(1)物理效应穿透作用、荧光作用、电离作用。

(2)化学效应、感光作用、着色作用。

(3)生物效应。

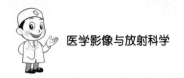
3.X 射线产生及成像

X 线透射成像是基于人体内不同结构的脏器对 X 线吸收的差别。一束能量均匀的 X 线投射到人体的不同部位,由于各部位对 X 线吸收的不同,透过人体各部位的 X 线强度亦不同,最后投影到一个检测平面上,即形成一幅人体的 X 线透射图像。

检测器把 X 线强度转换为光强度,电视摄像机又将光信号转换成电子信号。电子信号与检测到的 X 线量相匹配,再通过模数转换器将电子信号转换为数字信号。一幅完整的数字 X 线图像形成必须经过 X 线球管、X 线能谱滤过器、滤线栅、影像增强管、光学系统、电视摄像机及 A/D 转换器等。因此,系统所获得的数字图像是这一系列环节(即成像链)共同贡献的结果。如果其中的任何一个部分出了问题,或者质量低劣,都会对最后形成的数字 X 线图像产生影响,降低图像质量。

(四)X 光机分类

1.按功率分

(1)频率低于 400 Hz 的工频 X 光机;(2)400 Hz ~ 20 KHz 的中频 X 光机;(3)大于 20 KHz 高频 X 光机。

2.按机器性能

工业用的,医用的 X 光机、C 型臂 X 光机、乳腺(钼靶)X 光机、数字化 X 光机、牙科 X 光机、普通 X 光机。

3.按机械结构

便携式的、移动式的、固定式的。

4.按输出毫安量

0.2 ~ 1000 毫安。

四、CR 和 DR

(一)CR

1.简介

CR,即"计算机 X 线摄影":将携带诊断信息的 X 线影像记录在影像板上,经读取装置读取,通过计算机处理,获得数字化图像。

CR 的意义:首次将传统屏片系统 X 线摄影数字化,所得数字化图像可以进行后处理,并且易于查询、检索、储存、传输和打印等。

2.CR 的组成

影像板:记录 X 线形成的潜影。

读取装置:将潜影转变为数字信号。

后处理工作站:将数字信号还原成图像并进行后处理。

3.CR 的工作原理

入射 X 光子被荧光层内的荧光体吸收,释放出电子,其中部分电子散布在荧光体内呈半稳定态,形成潜影,完成 X 线影像信息的采集和存储。潜影电荷数量与入射光子能量成正比;当用激光扫描已有潜影的 IP 时,IP 表现出 PSL(光激励发光/光致发光)现象,完成 X 线影像信息的读取,PSL(光激励发光)荧光强度与潜影电荷数量成正比。

4.使用注意事项

由于 CR 读取时会根据曝光条件、曝光范围、部位、体位等信息自动调节图像至最佳状态。

(1)一块板最好只照一幅图像(正侧位用两块板照),避免因曝光条件不一样或图像重叠、图像有间隔等导致的图像质量下降。

(2)选择与部位大小相适应的 IP 板,不要用大板照小部位,而且照射野要覆盖整块 IP。

(3)扫描前输入的检查部位、体位和投照资料等要尽量准确和完整。

(4)曝光时正确定向片盒,图像扫描出来就是正向的,可以省除旋转图像的麻烦。

(5)由于 IP 上的图像质量随时间推移而降低,因此最好一个小时内扫描 IP,IP 长时间不用再次使用时,最好先行强光擦除,以消除可能存在的潜影

(6)图像质量很大程度上决定于曝光剂量,因此不要为了降低病人受照剂量而无限制地降低曝光条件。

5.CR 的优点和不足

(1)优点:最后获取的是数字化图像:可进行多种图像后处理,易于储存、检索和传输。只要曝光条件不离谱,都能获得满意的图像,从而有效减少重照。J 可与原有的 X 光机匹配工作,节省资金,少花钱即能实现图像数字化。X 线照射量动态范围大:可显示细微组织差异。JPSL 物质敏感度高,所需曝光剂量低,能有效减少患者受照射量。IP 可重复使用几万次。

(2)不足:时间分辨力较差,难以显示动态图像。L 成像过程繁琐,未改变工作流程,工作效率相对传统 X 线摄影并没有提高,与 DR 更是没法比。L 空间分辨率不如常规的 X 线照片和 DR。

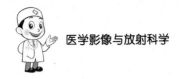

（二）DR

1.简介

DR(Digital Radiography)，即直接数字化 X 射线摄影系统，是由电子暗盒、扫描控制器、系统控制器、影像监视器等组成，是直接将 X 线光子通过电子暗盒转换为数字化图像，是一种广义上的直接数字化 X 线摄影。

DR 是计算机数字图像处理技术与 X 射线放射技术相结合而形成的一种先进的 X 线摄影技术，它在原有的诊断 X 线机直接胶片成像的基础上，通过 A/D 转换和 D/A 转换，进行实时图像数字处理，进而使图像实现了数字化。它的出现打破了传统 X 线机的观念，实现了人们梦寐以求的模拟 X 线图像向数字化 X 线图像的转变。

2.DR 的分类

根据 X 线影像转换为数字图像信号的过程不同，可分为 IDR（间接放射成像）和 DDR（直接放射成像）。

非晶硅平板探测器（间接放射成像）(IDR)：X 线影像先转换为可见光影像，再经光电转换、A/D 转换等器件转换成数字图像。主流：非晶硅。

非晶硒平板探测器（直接放射成像）(DDR)：

X 线影像直接转换为数字图像，无中间环节。主流：非晶硒(a－Se)。

3.IDR 与 DDR 的优缺点

(1)IDR：优点：其一，转换效率高；其二，动态范围广；其三，空间分辨率高；其四，在低分辨率区 X 线吸收率高（原因是其原子序数高于非晶硒）；其五，环境适应性强。

缺点：其一，高剂量时 DQE 不如非晶硒型；其二，因有荧光转换层故存在轻微散射效应；其三，锐利度相对略低于非晶硒型。

(2)DDR：优点：其一，转换效率高；其二，动态范围广；其三，空间分辨率高；其三，锐利度好。

缺点：其一，对 X 线吸收率低，在低剂量条件下图像质量不能很好地保证，而加大 X 线剂量，不但加大病人射线吸收，且对 X 光系统要求过高。其二，硒层对温度敏感，使用条件受限，环境适应性较差。

五、CT

（一）简介

CT(Computed Tomography)计算机体层摄影：根据人体不同组织对 X 射线的吸收与透过率的不同，应用灵敏度极高的仪器对人体进行测量，然后将测量所获取的数据输入电子计算机,电子计算机对数据进行处理后,就可摄下人体被检查部位的断面或立体的图像,发现体内任何部位的细小病变。

（二）CT 基本结构

扫描系统:X 线管、探测器和扫描架;

计算机系统:将扫描收集到的信息数据进行储存和运算;

图像显示和存储系统:经计算机处理,重建的图像显示在电视屏上或用多幅照相机或激光相机将图像摄下。

（三）CT 成像原理

X 线束对人体某部一定厚度的层面扫描,由探测器接收被该层面部分吸收的剩余 X 线;探测器将接收到的 X 线信号由光电转换器转变为电信号,再经模/数转换器转变为数字信号,传送到计算机的数据采集系统;计算机将采集的数字信息经运算处理,得出扫描层面各点的数字,排列成数字矩阵;数字矩阵可存储于硬盘或光盘中,再经数/模转换器将数字矩阵中的每个数字转化为由黑到白不同灰度的小方块,按矩阵排列,即构成 CT 图像,最后调节窗宽、窗位,经显示器或照相机输出,用于临床诊断。

（四）CT 的优缺点

1. 优点

（1）密度分辨率高,能更好地显示由软组织构成的器官。

（2）是横断面图,可连续扫描若干层,可作冠状、矢状重建。

（3）由电子计算机重建的图像,不与邻近体层的影像重叠。

（4）CT 值可提供诊断参考价值。

2. 缺点

（1）图像空间分辨力不如 X 线图像高。

（2）观看横断面图要有丰富的断面解剖知识。

（3）有一定的局限性,如累及黏膜层及肌层的胃肠道疾病等 CT 检查容易漏诊。

（4）病变的密度与正常组织密度相近的病变,平扫易漏诊,须增强扫描。

（5）X 射线辐射量较大。

六、乳腺机

(一)原理

利用软 X 线对乳腺组织进行投照,通过胶片进行感光,经过显影,定影等程序进

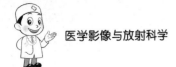

行成像。

(二)乳腺 X 线机的组成

1. X 线球管

X 线球管:是获取乳腺高对比图像的主要决定因素。一般的 X 线机,球管的阳极钯面是钨,产生的波长为 0.008 ~ 0.031 nm,波长短,穿透力强,为硬射线。而钼靶产生的波长为 0.063 ~ 0.071 nm,波长长,穿透力弱,为软射线。铑靶产生的波长介于两者间,穿透力较钼靶强。对致密型腺体显示效果优于钼靶。

2. 乳腺压迫装置

3. 滤线栅

4. 操作台

七、牙片机

(一)简介

牙片机,即口腔 X 线机,用于牙科门诊,做治疗前的检查,治疗中的治疗效果对比,以及治疗后治疗效果的确认。对于拔牙,想了解牙床内部组织结构,牙根的深度,牙髓的发炎度,甚至断牙的内部情况等等,是诊所日常工作中不可缺少的设备。由于剂量微小,无须防护,有的医院购买用于床旁检测的手指和脚趾的拍摄。

(二)构成

由主机和球头两部分组成,主机主要由电源部分,数据中央处理器,以及振荡、放大和反馈部分组成,球头有升压、倍压、倍频、球管,真空绝缘密封,等部分组成。附属的外壳部分为模具注塑,以及铅封防护等。

八、DSA

(一)简介

DSA 全称数字减影血管造影,简称 DSA。DSA 技术是 20 世纪 80 年代继 CT 之后兴起的一项新的医学影像技术,是影像增强技术、电视技术和计算机技术相结合的产物。在数字减影血管造影开发之前,减影的精确性还不能分辨影像内 1% 以下的影像对比。DSA 的问世,解决了医学影像学领域中血管造影的数字化成像问题,是医学影像学领域中的一个重要发展。

(二)DSA 系统的组成构造

①影像增强器;②对数放大器;③模数变换;④存储器;⑤图像处理机。

九、PET/CT

(一) 简介

PET(Positron Emission Tomography):正电子发射断层显像,是一种射线断层显像技术,可以实现功能代谢显像的分子影像学设备。

CT(Computed Tomography):利用 X 射线对人体进行体层检查。

PET/CT:将 PET 和 CT 有机的结合在一起,使用同一个检查床合用一个图像工作站,PET/CT 同时具有 PET,CT 及将 PET 图像与 CT 图像融合等功能。

(二) PET/CT 工作原理

每个探测器接收到 γ 光子后产生一个定时脉冲,这些定时脉冲分别输入符线路进行符合甄别,挑选真符合事件。符合线路设置了一个时间常数很小的时间窗(通常≤15 ns),同时落入时间窗的定时脉冲被认为是同一个正电子湮灭事件中产生的 γ 光子对,从而被符合电路记录。时间窗排除了很多散射光子的进入。

PET – CT 采用正电子放射性药物测定糖、蛋白质及核酸代谢的过程,具有生物活性的放射性药物能发射正电子,正电子在体内可以与周围的负电子相结合而产生湮没辐射,湮没辐射时产生两个能量相同、方向相反的 γ 光子。PET 通过探测 γ 光子的位置与数量,来判断组织的代谢情况,从而获得机体正电子核素的断层分布图,显示病变的位置、形态、大小和代谢功能,对疾病进行诊断。

(三) PET/CT 的优势

(1)PET 采用正电子核素作为示踪剂,通过病灶部位对示踪剂的摄取了解病灶功能代谢状态,可以宏观的显示全身各脏器功能,代谢等病理生理特征,更容易发现病灶。(2)CT 可以精确定位病灶及显示病灶细微结构变化。(3)PET/CT 融合图像可以全面发现病灶,精确定位及判断病灶良恶性,故能早期,快速,准确,全面发现病灶。(4)PET 犹如大海中的航标,CT 犹如航行图,从而能准确,迅速找到目标。

十、SPECT

(一) 简介

SPECT(Single Photon Emission Computed Tomography):单光子发射计算机断层显像。能给出脏器的各种断层图像,也具有一般 γ 相机的功能,可以进行脏器的平面和动态(功能)显像。

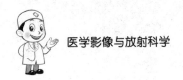

（二）SPECT 的原理

SPECT 检测通过放射性原子（称为放射性核，如 TC－99m、TI－201）发射的单 γ 射线。放射性核附上的放射性药物可能是一种蛋白质或是有机分子，选择的标准是它们在人体中的吸收特性。比如，能聚集在心肌的放射性药物就用于心脏 SPECT 成像。这些能吸收一定量放射性药物的器官会在图像中呈现亮块。如果有异常的吸收状况就会导致异常的偏亮或偏暗，表明可能处于有病的状态。

（三）SPECT 成像基本步骤

（1）用短半衰期核素 Tc－99m 等标记某些特殊化合物经静脉注入人体。

（2）探测聚集于人体一定器官、组织内，标记于化合物上的 Tc－99m 衰变所发出的 γ 射线。

（3）将 γ 射线转化为电信号并输入计算机，经计算机断层重建为反映人体某一器官生理状况的断面或三维图像。

第二节　放射治疗

一、简介

肿瘤放射治疗是利用放射线治疗肿瘤的一种局部治疗方法。放射线包括放射性同位素产生的 α、β、γ 射线和各类 X 射线治疗机或加速器产生的 X 射线、电子线、质子束及其他粒子束等。大约 70% 的癌症患者在治疗癌症的过程中需要用放射治疗，约有 40% 的癌症可以用放疗根治。放射治疗在肿瘤治疗中的作用和地位日益突出，已成为治疗恶性肿瘤的主要手段之一。

放射疗法虽仅有几十年的历史，但发展较快。在 CT 影像技术和计算机技术发展帮助下，现在的放疗技术由二维放疗发展到三维放疗、四维放疗技术，放疗剂量分配也由点剂量发展到体积剂量分配，及体积剂量分配中的剂量调强。现在的放疗技术主流包括立体定向放射治疗（SRT）和立体定向放射外科（SRS）。立体定向放射治疗（SRT）包括三维适形放疗（3DCRT）、三维适形调强放疗（IMRT）；立体定向放射外科（SRS）包括 X 刀（X－knife）、伽玛刀（Y 刀）和射波刀（Cyber Knife），X 刀、伽玛刀和射波刀等设备均属于立体定向放射治疗的范畴，其特征是三维、小野、集束、分次、大剂量照射，它要求定位的精度更高和靶区之外剂量衰减的更快。

二、疗效

放射治疗的疗效取决于放射敏感性,不同组织器官及各种肿瘤组织在受到照射后出现变化的反应程度各不相同。放射敏感性与肿瘤细胞的增殖周期和病理分级有关,即增殖活跃的细胞比不增殖的细胞敏感,细胞分化程度越高放射敏感性越低,反之愈高。此外,肿瘤细胞的氧含量直接影响放射敏感性,例如,早期肿瘤体积小,血运好,乏氧细胞少时疗效好,晚期肿瘤体积大,瘤内血运差,甚至中心有坏死,则放射敏感性低;生长在局部的鳞癌,较在臀部和四肢的肿瘤血运好,敏感性高;肿瘤局部合并感染,血运差(乏氧细胞多),放射敏感性下降。因此,保持照射部位清洁,预防感染、坏死,是提高放疗敏感性的重要条件。临床上根据对不同剂量的反应,将放射线对肿瘤的敏感性分为以下几种。

(一)放射高度敏感肿瘤

指照射 20～40 Gy 肿瘤消失,如淋巴类肿瘤、精原细胞瘤、肾母细胞瘤等。

(二)放射中度敏感肿瘤

需照射 60～65 Gy 肿瘤消失,如大多数鳞癌、脑瘤、乳腺癌等。

(三)放射低度敏感肿瘤

指照射 70 Gy 以上肿瘤才消失,如大多数腺癌,肿瘤的放射敏感性与细胞的分化程度有关,分化程度越高,放射敏感性越低。

(四)放射不敏感(抗拒)的肿瘤

如纤维肉瘤、骨肉瘤、黑色素瘤等。

但一些低(差)分化肿瘤如骨的网状细胞肉瘤、尤文肉瘤、纤维肉瘤腹膜后和腘窝脂肪肉瘤等,仍可考虑放射治疗。

三、适应症

按照各系统中的不同种类的肿瘤,目前治疗的适应症可以分为以下类别。

(一)消化系统

口腔部癌早期手术和放射疗效相同,有的部位更适合于放射治疗,如舌根部癌和扁桃体癌。中期综合治疗以手术前放射治疗较好。晚期可作姑息性放射治疗。食管癌早期以手术为主,中晚期以放射治疗为主,另外颈段及胸上段食管癌因手术难度大、术后生活质量差等原因,一般行放射治疗。肝、胰、胃、小肠、结肠、直肠癌以手术治疗

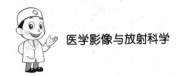

为主。结肠、直肠癌手术治疗可能较放射治疗有好处。早期直肠癌腔内放射的疗效与手术治疗相同。肝、胰癌的放疗有一定姑息作用。

(二)呼吸系统

鼻咽癌以放疗为主。上颌窦癌以手术前放疗为好。不能手术者行单独放疗,一部分可以治愈。喉癌早期放疗或手术治疗,中晚期放疗、手术综合治疗。肺癌以手术为主,不适合手术又无远地转移者可行放射治疗,少数可以治愈。小细胞未分化型肺癌要行放疗加化疗。

(三)泌尿生殖系统

肾透明细胞癌以手术为主,手术后放疗有一定好处。膀胱早期以手术为主,中期手术前放疗有一定好处,晚期可做姑息治疗。肾母细胞癌以手术、手术与放疗化疗三者综合治疗为好。睾丸肿瘤应先手术,然后行手术后放疗。子宫颈癌早期手术与放疗疗效相同,Ⅱ期以上只能单纯放疗,且疗效较好。子宫体癌以手术前放疗为好,不能手术者也可放射治疗。

(四)乳腺癌以手术治疗为主

凡Ⅰ期或Ⅱ期乳癌,肿瘤位于外侧象限,腋窝淋巴结阴性者手术后不做放疗,Ⅰ期而肿瘤位于内侧象限或Ⅱ期乳癌皆做手术后放疗。Ⅲ期手术前照射也有好处。对早期乳癌采用"保乳术"后对乳腺及淋巴引流区进行放疗,疗效也很好。

(五)神经系统肿瘤

脑瘤大部分要手术后放疗。髓母细胞应以放疗为主。神经母细胞瘤手术后应行放疗或化疗。垂体瘤可放疗或手术后放疗。

(六)皮肤及软组织恶性肿瘤

皮肤黏膜(包括阴茎及唇)早期手术或放疗均可,晚期也可放疗;黑色素瘤及其他肉瘤,应以手术为主。也可考虑配合放疗。

(七)骨恶性肿瘤

骨肉瘤以手术为主,也可做手术前放疗。骨网织细胞肉瘤、尤文瘤可行放疗辅以化疗。

(八)淋巴类肿瘤

Ⅰ、Ⅱ期以放疗为主,Ⅲ、Ⅳ期以化疗为主,可加用局部放疗。

四、禁忌症

放射治疗的绝对禁忌证很少,尤其是低姑息性治疗,例如对局部转移灶的止痛大部分有效。但也要看患者和单位的条件决定,一般来讲,晚期肿瘤患者处于恶病质的情况下,可作为放射绝对禁忌证。另外,食管癌穿孔、肺癌合并大量腔积液也应列为绝对禁忌证。

凡属于放射不敏感的肿瘤,应作为相对禁忌证,如皮肤黑色素瘤、胃癌、小肠癌、软组织肉瘤、骨软骨肉瘤等。一般行手术治疗后补充术后放疗。

急性炎症、心力衰竭,应在控制病情后再做放疗。

肺癌需作较大面积照射而肺功能又严重不全时不宜作放疗。

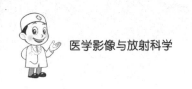

第五章 临床应用

第一节 数字 X 线摄影诊断

一、概况

(一)含义

数字 X 线摄影术(Digital Radiography,DR)也是近期发展的一项新的数字成像技术,和计算机 X 线摄影(CR)有类似用途,但基本原理和结构均不同。DR 是在数字荧光摄影(Digital Fluorography,DF)基础上发展的,它以影像增强管为信息载体,接受透过人体的 X 线信息,经视频摄像机采集后转换为数字信号,再行数字化。与 CR 的不同除了信息载体的区别外,它不与其他设备匹配而需使用专门设备,CR 则可在任何 X 线成像设备上用成像板采集信息。DR 同 CR 一样,可做图像的多种后处理,可进行图像传送和储存。

(二)系统

数字 X 线摄影系统的独特之处在于用数字探测器取代了传统的增感屏和胶片。数字式探测器被置于相当于胶片的位置上,当曝光时,由探测器接收穿过被摄物体的 X 线,经过放大、A/D 转换,输入计算机并可以通过 PACS 进行储存、传输、显示。根据探测器的成像原理及结构不同,大致有以下两类。

1. 间接数字 X 线摄影(IDR)

由闪烁探测器、光学透镜、CCD 组成,由于 X 线是经过转换成光学信息进行采集的,所以成为"间接"。另外,通过 I.I – TV 系统甚至扫描胶片获得的图像也可称为间接数字 X 线摄影,但对于临床上的门诊摄片而言,相对不具有实用价值,前者的优势在于可动态观察图像,常用于透视和 DSA。

闪烁探测是由一定厚度的碘化钠晶体(NaI)整齐地排列在平板上制成,当碘化钠晶体受到电离辐射时,会释放出光子,形成可见光的图像,图像经过光学系统,由 CCD 进行采集、放大。这种成像方法的缺点为电离辐射信息经过转化,使信噪比降低;包含光学系统,结构复杂;体形较为庞大;CCD 置于闪烁探测器后,采集光学信号的同时也受电离辐射影响(近年来有厂商,如 IDC 等,通过改变光路,将 CCD 置于照射范围外,避免了这一问题)。

2. 直接数字 X 线摄影(DDR)

20 世纪 70 年代末到 80 年代中期使用的是"X 线扫描投影",即使用很细的 X 线束对人体进行扫描,再合成二维图像。20 世纪 90 年代中期出现了平板型探测器(FPD),可以直接将二维投影转化为数字信号,是当前的主流技术。

FPD 有气体电离室探测器、非晶态硒型平板探测器和非晶态硅型平板探测器,尽管工作原理不同,但它们都是将微小的探测单元直接排列在平板上,将电离辐射的强度直接转换为数字信号,具有信噪比高、结构简单、外形紧凑的优点。

(三)优点

相对传统的胶片,DR 的空间分辨率要低一些,但它带来的种种优点使其替代前者的趋势无法抗拒。

(1)极高的密度分辨力:即图像拥有很好的对比度,不但图像清晰,还可以显示以前显示屏片系统无法显示的内容。

(2)低辐射剂量:数字探测器的高敏感性使同一对比下需要的 X 线剂量更小,只有屏片系统的 30% 以下。

(3)成像快捷:DR 图像为立即获取的,医师或技师可以在曝光后立即查看图像的质量,避免了更换片盒及洗片的工作。

(4)便于储存、传输、复制及后处理:借助于 PACS,数字化的照片可以存储在硬盘、光盘等任意介质上,成本低廉,而且复制极其方便,通过网络传输图像十分快捷,使远程会诊变为可能,医师工作站可以方便地调节窗宽、窗位、直方图、曲线等参数,满足诊断要求。

(5)自动化程度高:现代化的 DR 具有自动曝光、自动跟踪、自动对比度、错误提醒与纠正等功能,不但减少了技师的工作强度,提高工作效率,也是摄片成功率大大提

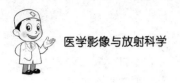

升,减少了患者的辐射剂量。

(四)检查前准备

头胸部、四肢等部位无须特殊准备;腹部及与腹部重叠的部位摄影,应做好胃肠道清洁工作。应去除与摄影部位相关的影响 X 线透过的物质,如发夹、金属饰物、膏药及需要更换的衣物等。

(五)临床意义

计算机 X 线摄影系统由于自身的特点,主要用于和传统的 X 线机匹配,实现平片信息的数字化。数字 X 线摄影系统既可用作 X 线平片显示,也可以实施胃肠系统、其他系统及血管的造影检查。但由于数字 X 线摄影系统不能和多台 X 线机匹配应用的限制及单机的价格相对昂贵,在相当长的时间内,计算机 X 线摄影和数字 X 线摄影系统将是取代常规 X 线摄影的互补的成像方式。

计算机 X 线摄影与数字 X 线摄影系统的一个共同优点是具有比常规 X 线摄影设备大得多的 X 线敏感性和动态范围,因而均可较大幅度地降低检查中的 X 线剂量,这对于 X 线敏感的人群,如孕妇、儿童及实施 X 线普查应用有一定意义。

数字 X 线摄影是一种以数字式探测器替代传统屏 – 片系统的 X 线成像方式。它的优势在于免去了使用化学药品冲洗胶片的时间和麻烦,而且数字化的照片便于传输和后处理。另外,相对于常规的摄片方式,它大大减少了同一对比度下所需的 X 线剂量。

(六)医用 X 射线设备简史

1. 离子 X 射线管阶段(1895—1912)

这是 X 射线设备的早期阶段。当时 X 射线机的结构非常简单,使用效率很低的含气式冷阴极离子 X 射线管,运用笨重的感应线圈发生高压,裸露式的高压机件,更没有精确的控制装置。X 射线机装置容量小、效率低、穿透力弱、影像清晰度不高、缺乏防护数据资料记载,当时拍摄一张 X 射线骨盆像,需长达 40 ~ 60 min 的曝光时间,结果照片拍成之后,受检者的皮肤却被 X 射线烧伤。

2. 电子 X 射线管阶段(1913—1928)

随着电磁学、高真空技术及其他学科的发展,1910 年美国物理学家 W. D. Coolidge 发表了钨灯丝 X 射线管制造成功的报告。1913 年开始实际使用,它的最大特点是钨灯丝加热到白炽状态以提供管电流所需的电子,所以调节灯丝的加热温度就可以控制管电流,从而使管电压和管电流可以分别独立调节,而这正是提高影像质量所需要的。

1913 年滤线栅的发明,部分地消除了散射线,提高了影像的质量。1914 年制成了钨酸镉荧光屏,开始了 X 射线透视的应用。1923 年发明了双焦点 X 射线管,解决了 X 射线摄影的需要。X 射线管的功率可达几千瓦,矩形焦点的边长仅为几毫米,X 射线影像质量大大提高。同时,造影剂的逐渐应用,使 X 射线的诊断范围也不断扩大。它不再是一件单纯拍摄骨骼影像的简单工具,却已成为对人体组织器官中那些自然对比差(对 X 射线吸收差小)的胃肠道、支气管、血管、脑室、肾、膀胱等也能检查的重要的医学诊断设施了。与此同时,X 射线在治疗方面也开始得到应用。

二、计算机 X 线摄影

计算机 X 线摄影术是第一种用于放射学摄影的数字技术,是计算机数字图像处理技术与 X 射线放射技术相结合而形成的一种先进的 X 线机。在原有的诊断 X 线机直接胶片成像的基础上,通过 A/D 转换和 D/A 转换,进行实时图像数字处理,进而使图像实现了数字化。它的出现打破了传统 X 线机的观念,实现了模拟 X 线图像向数字化 X 线图像的转变。数字化图像对骨结构、关节软骨及软组织的显示优于传统的 X 线成像,还可行矿物盐含量的定量分析。

计算机 X 线摄影指的是用光激励存储荧光体作为探测器的 X 射线投影成像方法,同时也代指使用该种成像方法的医疗成像设备。

（一）成像机制

X 射线入射基于光激励荧光粉(PSP)的成像板(IP)产生一帧潜影(Latent Image),潜影存储于成像板中。用激光激励成像板,成像板会发射出和潜影能量分布一致的光,这些光被捕捉后被转换成电信号,从而潜影被转换成可以传输和存储的数字图像。

（二）成像过程

(1)X 光穿过人体被 IP 吸收形成潜影。

(2)通过激光激发,IP 释放出光子,通过光电倍增管转换成电信号。

(3)通过数/模转换把图像存储于计算机中,或打印成胶片。

(4)由于存储于光激励荧光粉中的能量在激光读取过程中不会全部释放(还留有残影),所以成像板需要用高强度荧光灯照射刷除,以用于下一次成像。

（三）系统特性

曝光宽容度:CR 比传统胶片成像有更高的成像宽容度,因此 CR 可用于曝光条件差的环境比如床边造影。并且由于 CR 有数字图像处理技术的支撑,所以在曝光不足

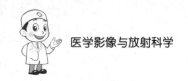

和过曝光的情况下,可通过图像处理技术进行修正而无须重新成像。

照射剂量:CR 照射剂量并不是天然的比传统胶片 X 光成像低,只是因为 CR 的曝光宽容度比较高,所以对曝光不足或者过曝光有很好的容忍度。

（四）图像质量

量子探测效率(DQE):DQE 表征入射 X 光和产生有效图像的转换效率。和传统的胶片成像比,CR 的量子探测效率要高很多。

分辨率:限制 CR 成像分辨率的主要因素是用于读取的激光在荧光粉层的散射,以及读取潜影的激光光点随着荧光粉层深度深度增加而扩大。因此 CR 的分辨率主要受制于入射激光的直径以及成像板的厚度。一般而言,CR 的分辨率为 2 000 × 2 500 pixel 左右,低于胶片成像的分辨率。

对比度:CR 成像的对比度要远远好于胶片成像的对比度。

噪声:CR 图像的噪声包括剂量相关噪声和固定噪声(和剂量无关的噪声)。

剂量相关噪声包括 X 光量子噪声和光子噪声。

（五）使用现状

包括基于光激励荧光粉技术的成像板技术,基于激光的图像读技术及数字图像算法等硬件和软件技术的发展,使 CR 广泛应用于各医院的放射科。更由于 CR 设备价格日益低廉以及数字化的优势,使 CR 成像逐渐代替胶片成像,使 CR 设备成为放射科主流的 X 光成像设备。

（六）临床意义

CR 图像与传统 X 线图像都是所摄部位总体的重叠影像,因此,传统 x 线能摄影的部位也都可以用 CR 成像。所不同的是 CR 图像是由一定数目的像素所组成,其获得的影像信息进行再处理,对解剖结构的显示优于传统的 X 线片。

(1)CR 对骨结构、关节软骨及软组织的显示优于传统的 X 线成像。

(2)CR 易于显示纵隔结构如血管和气管。

(3)对肺内结节性病变的检出率高于传统 X 线成像,但显示肺间质与肺泡病变不如传统 X 线图像。

(4)在观察肠管积气、气腹和结石等含钙病变方面优于传统 X 线图像。

(5)使用高精度 IP 板,在显示乳腺和软组织肿瘤及钙化方面,照片质量不低于软 X 线摄影。

(6)CR 行体层摄影、以胶片为载体的造影检查均优于传统的 X 线图像。

三、数字 X 线摄影

（一）含义

数字 X 线摄影术（Digital Radiography，DR）也是近期发展的一项新的数字成像技术，和计算机 X 线摄影（CR）有类似用途，但基本原理和结构均不同。DR 是在数字荧光摄影（Digital Fluorography，DF）基础上发展的，它以影像增强管为信息载体，接受透过人体的 X 线信息，经视频摄像机采集后转换为数字信号，再行数字化。与 CR 的不同除了信息载体的区别外，它不与其他设备匹配而需使用专门设备，CR 则可在任何 X 线成像设备上用成像板采集信息。DR 同 CR 一样，可做图像的多种后处理，可进行图像传送和储存。

（二）检查前准备

头胸部、四肢等部位无须特殊准备；腹部及与腹部重叠的部位摄影，应做好胃肠道清洁工作。应去除与摄影部位相关的影响 X 线透过的物质，如发夹、金属饰物、膏药及需要更换的衣物等。

（三）临床意义

计算机 X 线摄影系统由于自身的特点，主要用于和传统的 X 线机匹配，实现平片信息的数字化。数字 X 线摄影系统既可用作 X 线平片显示，也可以实施胃肠系统、其他系统及血管的造影检查。但由于数字 X 线摄影系统不能和多台 X 线机匹配应用的限制及单机的价格相对昂贵，在相当长的时间内，计算机 X 线摄影和数字 X 线摄影系统将是取代常规 X 线摄影的互补的成像方式。

计算机 X 线摄影与数字 X 线摄影系统的一个共同优点是具有比常规 X 线摄影设备大得多的 X 线敏感性和动态范围，因而均可较大幅度地降低检查中的 X 线剂量，这对于 X 线敏感的人群，如孕妇、儿童及实施 X 线普查应用有一定意义。

四、数字 X 射线摄影系统和数字 X 射线摄影系统的区别

（1）DR 与传统 X 线影像的获取方式与比较：DR 是完全以一种有规则的数字量的集合来表现的物理图案，数字影像的特点是：灰阶动态范围大、密度分辨率相对较高、线性好、层次丰富；可进行后期处理；辐射剂量小。而模拟影像（传统的 X 线影像）是一种直观的物理量来连续地、形象地表现出另一种物理特性的图案，它的特点是：连续、直观获取方便；图像表现具有概括性与实时动态获取等特点，但是，模拟影像重复性较差，一旦成像无法改变或进行后期处理；灰阶动态范围小。

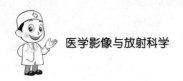

（2）DR 优于传统 X 线的临床应用：DR 的诊断依据与传统 X 线平片基本一致，但数字化图像的后期处理明显扩展了诊断的范围。

（3）DR 优于传统 X 线的主要特性：

①提高了图像质量，并显著地降低了曝光条件。②成像速度快，采集时间 10 ms 以下，常规照片成像时间仅为 5 s，放射技师即刻在屏幕上观察图像。数秒即可传送至后期处理工作站。根据需要打印激光胶片。③能量减影使人们第一次在普通 X 线片上将骨组织和心肺组织分开，对肺部小结节的特异性诊断有很大的提高。④具备了强大的后期处理能力，为医院实现网络化提供了最佳的数字平台，由于兼顾了图像质量和网络传递的要求。⑤有效解决了图像的存档管理与传输，采用光盘刻录成本低廉，具有良好的经济效益。提高了放射科的工作效率，增加了患者的流通量。

第二节　数字减影血管造影诊断

一、概述

数字减影血管造影（DSA）是通过电子计算机进行辅助成像的血管造影方法，是 20 世纪 70 年代以来应用于临床的一种崭新的 X 线检查新技术。它是应用计算机程序进行两次成像完成的。在注入造影剂之前，首先进行第一次成像，并用计算机将图像转换成数字信号储存起来。注入造影剂后，再次成像并转换成数字信号。两次数字相减，消除相同的信号，得知一个只有造影剂的血管图像。这种图像较以往所用的常规脑血管造影所显示的图像，更清晰和直观，一些精细的血管结构亦能显示出来。

血管造影图像与 CT、MR 图像的融合能够更加准确地显示解剖结构，而与 PET 图像的融合还能反应靶器官和靶病变的病理特征，西门子独创的 Syngo Fusion 图像融合技术可以实现多种图像的融合成像，带来更精准的成像效果。

二、工作原理

DSA 的成像基本原理是将受检部位没有注入造影剂和注入造影剂后的血管造影 X 线荧光图像，分别经影像增强器增益后，再用高分辨率的电视摄像管扫描，将图像分割成许多的小方格，做成矩阵化，形成由小方格中的像素所组成的视频图像，经对数增幅和模/数转换为不同数值的数字，形成数字图像并分别存储起来，然后输入电子计算机处理并将两幅图像的数字信息相减，获得的不同数值的差值信号，再经对比度增强和数/模转换成普通的模拟信号,获得了去除骨骼、肌肉和其他软组织,只留下单纯血管影像的减影图像,通过显示器显示出来。

通过 DSA 处理的图像,使血管的影像更为清晰,在进行介入手术时更为安全。

三、数字减影血管造影(DSA)的成像基本原理与设备

DSA 是数字 X 线成像(Digital radiography,DR)的一个组成部分。DR 是先使人体某部在影像增强器(IITV)影屏上成像,用高分辨力摄像管对 IITV 上的图像行序列扫描,把所有得连续视频信号转为间断各自独立的信息,有如把 IITV 上的图像分成一定数量的水方块,即像素。复经模拟/数字转换器转成数字,并按序排成字矩阵。这样,图像就被像素化和数字化了。

数字矩阵可为 256×256、512×512、1024×1024。像素越小、越多,则图像越清晰。如将数字矩阵的数字经数字/模拟转换器转换成模拟图像,并于影屏上显示,则这个图像就是经过数字化处理的图像。

DR 设备包括 IITV、高分辨力摄像管、计算机、磁盘、阴极线管和操作台等部分。

数字减影血管造影的方法有几种,目前常用的是时间减影法。经导管内快速注入有机碘水造影剂。在造影剂到达欲查血管之前,血管内造影剂浓度处于高峰和造影剂被廓清这段时间内,使检查部位连续成像,比如每秒成像一帧,共得图像 10 帧。在这系列图像中,取一帧血管内不含造影剂的图像和含造影剂最多的图像,用这同一部位的两帧图像的数字矩阵,经计算机行数字减影处理,使两个数字矩阵中代表骨骼及软组织的数字被抵销,而代表血管的数字不被抵销。这样,这个经计算机减影处理的数字矩阵经数字/模拟转换器转换为图像,则没有骨骼和软组织影像,只有血管影像,达到减影目的。这两帧图像称为减影对,因系在不同时间所得,故称为时间减影法。时间减影法的各帧图像是在造影过程中所得,易因运动而不尽一致造成减影对的不能精确重合,即配准不良,致使血管影像模糊。

四、临床应用

DSA 由于没有骨骼与软组织影的重叠,使血管及其病变显示更为清楚,已代替了一般的血管造影。用选择性或超选择性插管,可很好显示直径在 200 flm 以下的血管及小病变。可实现观察血流的动态图像,成为功能检查手段。DSA 可用较低浓度的对比剂,用量也可减少。

DSA 适用于心脏大血管的检查。对心内解剖结构异常、主动脉夹层、主动脉瘤、主动脉缩窄和分支狭窄及主动脉发育异常等显示清楚。对冠状动脉也是最好的显示

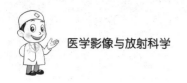

方法。显示颈段和颅内动脉清楚,用于诊断颈段动脉狭窄或闭塞、颅内动脉瘤、动脉闭塞和血管发育异常,以及颅内肿瘤供血动脉的观察等。对腹主动脉及其分支以及肢体大血管的检查,DSA 也同样有效。

DSA 设备与技术已相当成熟,快速三维旋转实时成像,实时的减影功能,可动态地从不同方位对血管及其病变进行形态和血流动力学的观察。对介入技术,特别是血管内介入技术,DSA 更是不可缺少的。

五、检查技术

根据将对比剂注入动脉或静脉而分为动脉 DSA 和静脉 DSA。由于动脉 DSA 血管成像清楚,对比剂用量少,所以现在都用动脉 DSA。

动脉 DSA 的操作是将导管插入动脉后,向导管内注入肝素以防止导管凝血。将导管尖插入感兴趣动脉开口。导管尾端接压力注射器,团注对比剂。注入对比剂前将影屏对准检查部位。于造影前及整个造影过程中,根据需要以每秒 1 帧或更多的帧频,摄照 7~10 秒。经操作台处理即可得动脉 DSA 图像。

动脉 DS 的操作是将导管插入动脉后,经导管注入肝素 3 000~5 000 u,行全身低肝素化,以防止导管凝血。将导管尖插入欲查动脉开口,导管尾端接压力注射器,快速注入造影剂。注入造影剂前将 IITV 影屏对准检查部位。于造影前及整个造影过程中,以每秒 1~3 帧或更多的帧频,摄像 7~10 秒。经操作台处理即可得减影的血管图像。

静脉 DSA 可经导管或针刺静脉,向静脉内注入造影剂,再进行减影处理。

六、作用

DSA 不但能清楚地显示颈内动脉、椎基底动脉、颅内大血管及大脑半球的血管图像,还可测定动脉的血流量,所以,被广泛应用于脑血管病检查,特别是对于动脉瘤、动静脉畸形等定性定位诊断,更是最佳的诊断手段。不但能提供病变的确切部位,而且对病变的范围及严重程度,亦可清楚地了解,为手术提供较可靠的客观依据。另外,对于缺血性脑血管病,也有较高的诊断价值。DSA 可清楚地显示动脉管腔狭窄、闭塞、侧支循环建立情况等,对于脑出血、蛛网膜下腔出血,可进一步查明导致出血的病因,如动脉瘤、血管畸形、海绵状血管瘤等。

DSA 对脑血管病诊断而言是一种有效的诊断方法。然而,由于它是一种创伤性检查,所以对脑血管病不应作为首选或常规检查方法,需要掌握好适应症和禁忌症,并做好有关准备工作。

七、适应症与禁忌

（一）适应症

①颅内血管性疾病,如动脉粥样硬化、栓塞、狭窄、闭塞性疾病、动脉病、动静脉畸形、动静脉瘘等。

②颅内占位性病变,如颅内肿瘤、脓肿、囊肿、血肿等。

③颅脑外伤所致各种脑外血肿。

④手术后观察脑血管循环状态。

（二）禁忌症

（1）对造影剂过敏者。

（2）严重高血压,舒张压大于 110 mmHg(14.66 kPa)者。

（3）严重肝、肾功能损害者。

（4）近期有心肌梗塞和严重心肌疾患、心力衰竭及心律不齐者。

（5）甲状腺机能亢进及糖尿病未控制者。

第三节 CT 摄影技术诊断

一、简介

CT(Computed Tomography),即电子计算机断层扫描,它是利用精确准直的 X 线束、γ 射线、超声波等,与灵敏度极高的探测器一同围绕人体的某一部位作一个接一个的断面扫描,具有扫描时间快,图像清晰等特点,可用于多种疾病的检查;根据所采用的射线不同可分为:X 射线 CT(X - CT)、超声 CT(UCT)以及 γ 射线 CT(γ - CT)等。

二、适应症

（1）颅脑损伤、脑水肿、脑脓肿、颅内血肿。

（2）颅内肿瘤、椎管内肿瘤、脑积水、脑梗塞。

（3）颅内动脉瘤、动静脉畸形,颈内动脉海绵窦瘘。

（4）脑萎缩、脑发育异常,多发性硬化等。CT 检查与 MRI 可以同时合用。在显示颅底及颅后凹病变,脊髓病变,MRI 优于 CT,对枕大孔区病变优于 CT。两者合用,互为补充,将明显提高诊断正确率。

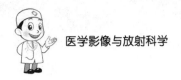

三、成像原理

CT 是用 X 射线束对人体某部一定厚度的层面进行扫描,由探测器接收透过该层面的 X 射线,转变为可见光后,由光电转换变为电信号,再经模拟/数字转换器转为数字,输入计算机处理。图像形成的处理有如对选定层面分成若干个体积相同的长方体,称之为体素。

扫描所得信息经计算而获得每个体素的 X 射线衰减系数或吸收系数,再排列成矩阵,即数字矩阵,数字矩阵可存贮于磁盘或光盘中。经数字/模拟转换器把数字矩阵中的每个数字转为由黑到白不等灰度的小方块,即像素,并按矩阵排列,即构成 CT 图像。所以,CT 图像是重建图像。每个体素的 X 射线吸收系数可以通过不同的数学方法算出。

CT 的工作程序是这样的:它根据人体不同组织对 X 线的吸收与透过率的不同,应用灵敏度极高的仪器对人体进行测量,然后将测量所获取的数据输入电子计算机,电子计算机对数据进行处理后,就可摄下人体被检查部位的断面或立体的图像,发现体内任何部位的细小病变。

四、发展历史

自从 X 射线发现后,医学上就开始用它来探测人体疾病。但是,由于人体内有些器官对 X 线的吸收差别极小,因此 X 射线对那些前后重叠的组织的病变就难以发现。于是,美国与英国的科学家开始了寻找一种新的东西来弥补用 X 线技术检查人体病变的不足。

1963 年,美国物理学家科马克发现人体不同的组织对 X 线的透过率有所不同,在研究中还得出了一些有关的计算公式,这些公式为后来 CT 的应用奠定了理论基础。

1967 年,英国电子工程师亨斯菲尔德在并不知道科马克研究成果的情况下,也开始了研制一种新技术的工作。首先研究了模式的识别,然后制作了一台能加强 X 射线放射源的简单的扫描装置,即后来的 CT,用于对人的头部进行实验性扫描测量。后来,他又用这种装置去测量全身,获得了同样的效果。

1971 年 9 月,亨斯菲尔德又与一位神经放射学家合作,在伦敦郊外一家医院安装了他设计制造的这种装置,开始了头部检查。10 月 4 日,医院用它检查了第一个病人。患者在完全清醒的情况下朝天仰卧,X 线管装在患者的上方,绕检查部位转动,同时在患者下方装一计数器,使人体各部位对 X 线吸收的多少反映在计数器上,再经过电子计算机的处理,使人体各部位的图像从荧屏上显示出来。这次试验非常成功。

1972 年第一台 CT 诞生,仅用于颅脑检查,4 月,亨斯菲尔德在英国放射学年会上首次公布了这一结果,正式宣告了 CT 的诞生。

1974 年制成全身 CT,检查范围扩大到胸、腹、脊柱及四肢。

第一代 CT 机采取旋转/平移方式进行扫描和收集信息。由于采用笔形 X 线束和只有 1~2 个探测器,所采数据少,所需时间长,图像质量差。

第二代 CT 机扫描方式跟上一代没有变化,只是将 X 线束改为扇形,探测器增至 30 个,扩大了扫描范围,增加了采集数据,图像质量有所提高,但仍不能避免因患者生理运动所引起的伪影。

第三代 CT 机的探测器激增至 300~800 个,并与相对的 X 线管只作旋转运动,收集更多的数据,扫描时间在 5 s 以内,伪影大为减少,图像质量明显提高。

第四代 CT 机探测器增加到 1000~2400 个,并环状排列而固定不动,只有 X 线管围绕患者旋转,即旋转/固定式,扫描速度快,图像质量高。

第五代 CT 机将扫描时间缩短到 50 ms,解决了心脏扫描,是一个电子枪产生的电子束射向一个环形钨靶,环形排列的探测器收集信息。推出的 64 层 CT,仅用 0.33 s 即可获得病人的身体 64 层的图像,空间分辨率小于 0.4 mm,提高了图像质量,尤其是对搏动的心脏进行的成像。

五、CT 机

(一)基本内容

CT 是"计算机 X 线断层摄影机"或"计算机 X 线断层摄影术"的英文简称,是从 1895 年伦琴发现 X 线以来在 X 线诊断方面的最大突破,是近代飞速发展的电子计算机控制技术和 X 线检查摄影技术相结合的产物。CT 由英国物理学家在 1972 年研制成功,先用于颅脑疾病诊断,后于 1976 年又扩大到全身检查,是 X 线在放射学中的一大革命。我国也在 20 世纪 70 年代末引进了这一新技术,在短短的 30 年里,全国各地乃至县镇级医院共安装了各种型号的 CT 机数千台,CT 检查在全国范围内迅速地层开,成为医学诊断中不可缺少的设备。

CT 是从 X 线机发展而来的,它显著地改善了 X 线检查的分辨能力,其分辨率和定性诊断准确率大大高于一般 X 线机,从而开阔了 X 线检查的适应范围,大幅度地提高了 x 线诊断的准确率。

CT 是用 X 线束对人体的某一部分按一定厚度的层面进行扫描,当 X 线射向人体组织时,部分射线被组织吸收,部分射线穿过人体被检测器官接收,产生信号。因为人

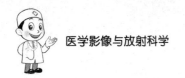

体各种组织的疏密程度不同,X线的穿透能力不同,所以检测器接收到的射线就有了差异。将所接收的这种有差异的射线信号,转变为数字信息后由计算机进行处理,输出到显示的荧光屏上显示出图像,这种图像被称为横断面图像。CT的特点是操作简便,对病人来说无痛苦,其密度、分辨率高,可以观察到人体内非常小的病变,直接显示X线平片无法显示的器官和病变,它在发现病变、确定病变的相对空间位置、大小、数目方面非常敏感而可靠,具有特殊的价值,但是在疾病病理性质的诊断上则存在一定的限制。

(二)产品特点

CT与传统X线摄影不同,在CT中使用的X线探测系统比摄影胶片敏感,是利用计算机处理探测器所得到的资料。CT的特点在于它能区别差异极小的X线吸收值。与传统X线摄影比较,CT能区分的密度范围多达2000级以上,而传统X线片大约只能区分20级密度。这种密度分辨率,不仅能区分脂肪与其他软组织,也能分辨软组织的密度等级。这种革命性技术显著地改变了许多疾病的诊断方式。

在进行CT检查时,目前最常应用的断层面是水平横断面,断层层面的厚度与部位都可由检查人员决定。常用的层面厚度在1~10毫米间,移动病人通过检查机架后,就能陆续获得能组合成身体架构的多张相接影像。利用较薄的切片能获得较准确的资料,但这时必须对某一体积的构造进行较多切片扫描才行。

在每次曝光中所得到的资料由计算机重建形成影像,这些影像可显示在荧光屏上,也可将其摄成胶片以作永久保存。此外,其基本资料也可以储存在磁盘或磁带里。

六、设备组成

(1)扫描部分由X线管、探测器和扫描架组成。

(2)计算机系统,将扫描收集到的信息数据进行贮存运算。

(3)图像显示和存储系统,将经计算机处理、重建的图像显示在电视屏上或用多幅照相机或激光照相机将图像摄下。探测器从原始的1个发展到多达4800个。扫描方式也从平移/旋转、旋转/旋转、旋转/固定,发展到新近开发的螺旋CT扫描。计算机容量大、运算快,可达到立即重建图像。由于扫描时间短,可避免运动产生的伪影,例如,呼吸运动的干扰,可提高图像质量;层面是连续的,所以不至于漏掉病变,而且可行三维重建,注射造影剂作血管造影可得CT血管造影。

超高速CT扫描所用扫描方式与前者完全不同。扫描时间可短到40 ms以下,每秒可获得多帧图像。由于扫描时间很短,可摄得电影图像,能避免运动所造成的伪影,因此,适用于心血管造影检查及小儿和急性创伤等不能很好地合作的患者检查。

七、相关参数

(一)CT 值

某物质的 CT 值等于该物质的衰减系数与水的吸收系数之差再与水的衰减系数相比之后乘以分度因素。物质的 CT 值反映物质的密度,即物质的 CT 值越高相当于物质密度越高。

即 CT 值 $= \alpha \times (\mu m - \mu w)/\mu w$。

α 为分度因数,其取值为 1000 时,CT 值的单位为亨氏单位(Hu)。人体内不同的组织具有不同的衰减系数,因而其 CT 值也各不相同。按照 CT 值的高低分别为骨组织,软组织,脂肪,水,气体,水的 CT 值为 0Hu 左右。

(二)空间分辨率,密度分辨率,时间分辨率

前者指影像中能够分辨的最小细节,中者指能显示的最小密度差别,后者指机体活动的最短时间间距。

(三)层厚与层距

前者指扫描层的厚度,后者指两层中心之间的距离。

(四)部分容积效应

由于每层具有一定的厚度,在此厚度内可能包括密度不同的组织,因此,每一像素的 CT 值,实际所代表的是单位体积内各种组织的 CT 值的平均数,故不能反映该组织的真实 CT 值。

(五)窗宽与窗位

由于正常或异常的组织具有不同的 CT 值,范围波动在 $-1000 \sim +1000$ Hu 范围内,而人类眼睛的分辨能力相对有限,因此欲显示某一组织结构的细节时,应选择适合观察该组织或病变的窗宽以及窗位,以获得最佳的显示。

(六)FOV

分扫描野(SFOV)和显示野(DFOV)两种,扫描野是 X 线扫描时的范围,显示野是数据重建形成的图像范围,扫描野大于显示野。

(七)KV、mAs

即管电流、管电流量,决定 X 线的硬度和光子数量的两种参数,增大 KV 值可以使

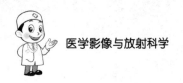

X线的穿透力增加,增大 mAs 则增加辐射量,所以面对不同年龄,不同体型的病人时,需要选择对应的检查选项。

（八）矩阵

CT 矩阵用于重建图像,有 256×256,512×512 等几种,常用的是 512×512,矩阵。

（九）噪声

一个均匀物体被扫描。在一个确定的 ROI(感兴趣区)范围内,每个像素的 CT 值并不相同而是围绕一个平均值波动,CT 值的变化就是噪音。轴向(断层)图像的 CT 值呈现一定的涨落,即是说 CT 值仅仅作为一个平均值来看,它可能有上下的偏差,此偏差即为噪音。噪音是由辐射强度来决定的。也即是由达到探测器的 X – Ray 量子数来决定的。强度越大,噪音越低。图像噪音依赖探测器表面之光子通量的大小。它取决于 X 线管的管电压,管电流,予过滤及准直器孔径等。重建算法也影响噪音。

（十）SNR

即信噪比,信号与招噪声的比值,适当减少噪声能使图像变得更佳。

八、图像特点

CT 图像是由一定数目由黑到白不同灰度的像素按矩阵排列所构成。这些像素反映的是相应体素的 X 线吸收系数。不同 CT 装置所得图像的像素大小及数目不同。大小可以是 1.0mm×1.0mm,0.5mm×0.5mm 不等;数目可以是 256×256,即 65536 个,或 512×512,即 262144 个不等。显然,像素越小,数目越多,构成图像越细致,即空间分辨力高。CT 图像的空间分辨力不如 X 线图像高。

CT 图像是以不同的灰度来表示,反映器官和组织对 X 线的吸收程度。因此,与 X 线图像所示的黑白影像一样,黑影表示低吸收区,即低密度区,如含气体多的肺部;白影表示高吸收区,即高密度区,如骨骼。但是 CT 与 X 线图像相比,CT 的密度分辨力高,即有高的密度分辨力。因此,人体软组织的密度差别虽小,吸收系数虽多接近于水,也能形成对比而成像。这是 CT 的突出优点。所以,CT 可以更好地显示由软组织构成的器官,如脑、脊髓、纵隔、肺、肝、胆、胰以及盆部器官等,并在良好的解剖图像背景上显示出病变的影像。

X 线图像可反映正常与病变组织的密度,如高密度和低密度,但没有量的概念。CT 图像不仅以不同灰度显示其密度的高低,还可用组织对 X 线的吸收系数说明其密度高低的程度,具有一个量的概念。实际工作中,不用吸收系数,而换算成 CT 值,用 CT 值说明密度。单位为 Hu(Hounsfield unit)。

水的吸收系数为10,CT值定为0 Hu,人体中密度最高的骨皮质吸收系数最高,CT值定为+1000Hu,而空气密度最低,定为-1000Hu。人体中密度不同和各种组织的CT值则居于-1000Hu到+1000Hu的2000个分度之间。

CT图像是层面图像,常用的是横断面。为了显示整个器官,需要多个连续的层面图像。通过CT设备上图像的重建程序的使用,还可重建冠状面和矢状面的层面图像,可以多角度查看器官和病变的关系。

九、扫描方式

分平扫(Plain CT Scan)、造影增强扫描(Contrast Enhancement,CE)和造影扫描。

(1)平扫是指不用造影增强或造影的普通扫描。一般都是先作平扫。

(2)增强扫描用高压注射器经静脉注入水溶性有机碘剂,如60%~76%泛影葡胺60 ml后再行扫描的方法。血内碘浓度增高后,器官与病变内碘的浓度可产生差别,形成密度差,可能使病变显影更为清楚。方法分主要有团注法和静滴法。

(3)造影扫描是先作器官或结构的造影,然后再行扫描的方法。例如向脑池内注入碘曲仑8~10 ml或注入空气4~6 ml进行脑池造影再行扫描,称之为脑池造影CT扫描,可清楚显示脑池及其中的小肿瘤。

十、优势缺点

(一)优势

CT检查对中枢神经系统疾病的诊断价值较高,应用普遍。对颅内肿瘤、脓肿与肉芽肿、寄生虫病、外伤性血肿与脑损伤、脑梗塞与脑出血以及椎管内肿瘤与椎间盘脱出等病诊断效果好,诊断较为可靠。因此,脑的X线造影除脑血管造影仍用以诊断颅内动脉瘤、血管发育异常和脑血管闭塞以及了解脑瘤的供血动脉以外,其他如气脑、脑室造影等均已少用。螺旋CT扫描,可以获得比较精细和清晰的血管重建图像,即CTA,而且可以做到三维实时显示,有希望取代常规的脑血管造影。

CT对头颈部疾病的诊断也很有价值。例如,对眶内占位病变、鼻窦早期癌、中耳小胆指瘤、听骨破坏与脱位、内耳骨迷路的轻微破坏、耳先天发育异常以及鼻咽癌的早期发现等。但明显病变,X线平片已可确诊者则无须CT检查。

对胸部疾病的诊断,CT检查随着高分辨力CT的应用,日益显示出它的优越性。通常采用造影增强扫描以明确纵隔和肺门有无肿块或淋巴结增大、支气管有无狭窄或阻塞,对原发和转移性纵隔肿瘤、淋巴结结核、中心型肺癌等的诊断,有较大的帮助。肺内间质、实质性病变也可以得到较好的显示。CT对平片检查较难显示的部分,如同

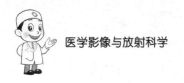

心、大血管重叠病变的显坂，更具有优越性。对胸膜、膈、胸壁病变，也可清楚显示。

心及大血管的 CT 检查，尤其是后者，具有重要意义。心脏方面主要是心包病变的诊断。心腔及心壁的显示。由于扫描时间一般长于心动周期，影响图像的清晰度，诊断价值有限。但冠状动脉和心瓣膜的钙化、大血管壁的钙化及动脉瘤改变等，CT 检查可以很好显示。

腹部及盆部疾病的 CT 检查，应用日益广泛，主要用于肝、胆、胰、脾，腹膜腔及腹膜后间隙以及泌尿和生殖系统的疾病诊断。尤其是占位性病变、炎症性和外伤性病变等。胃肠病变向腔外侵犯以及邻近和远处转移等，CT 检查也有很大价值。当然，胃肠管腔内病变情况主要仍依赖于钡剂造影和内镜检查及病理活检。

骨关节疾病，多数情况可通过简便、经济的常规 X 线检查确诊，因此使用 CT 检查相对较少。

（二）缺点

辐射剂量较普通 X 线机大，故怀孕妇女不能做 CT 检查。

十一、与磁共振

计算机断层扫描（CT）能在一个横断解剖平面上，准确地探测各种不同组织间密度的微小差别，是观察骨关节及软组织病变的一种较理想的检查方式。在关节炎的诊断上，主要用于检查脊柱，特别是骶髂关节。CT 优于传统 X 线检查之处在于其密度分辨率高，而且还能做轴位成像。由于 CT 的密度分辨率高，所以软组织、骨与关节都能显得很清楚。加上 CT 可以做轴位扫描，一些传统 X 线影像上分辨较困难的关节都能 CT 图像上"原形毕露"。如由于骶髂关节的关节面生来就倾斜和弯曲，同时还有其他组织之重叠，尽管大多数病例的骶髂关节用 X 线片已可能达到要求，但有时 X 线检查发现骶髂关节炎比较困难，则对有问题的病人就可做 CT 检查。

磁共振成像（MRI）是根据在强磁场中放射波和氢核的相互作用而获得的。磁共振一问世，很快就成为在对许多疾病诊断方面有用的成像工具，包括骨骼肌肉系统。肌肉骨骼系统最适于做磁共振成像，因为它的组织密度对比范围大。在骨、关节与软组织病变的诊断方面，磁共振成像由于具有多于 CT 数倍的成像参数和高度的软组织分辨率，使其对软组织的对比度明显高于 CT。磁共振成像通过它多向平面成像的功能，应用高分辨的表面线圈可明显提高各关节部位的成像质量，使神经、肌腱、韧带、血管、软骨等其他影像检查所不能分辨的细微结果得以显示。磁共振成像在骨关节系统的不足之处是，对于骨与软组织病变定性诊断无特异性，成像速度慢，在检查过程中，病人自主或不自主的活动可引起运动伪影,影响诊断。

X线摄片、CT、磁共振成像可称为三驾马车,三者有机地结合,使当前影像学检查既扩大了检查范围,又提高了诊断水平。

十二、主要用途——医学检查

CT诊断由于它的特殊诊断价值,已广泛应用于临床。但CT设备比较昂贵,检查费用偏高,某些部位的检查,诊断价值,尤其是定性诊断,还有一定限度,所以不宜将CT检查视为常规诊断手段,应在了解其优势的基础上,合理的选择应用。

随着工艺水平、计算机技术的发展,CT得到了飞速的发展。多排螺旋CT投入使用的机型已经发展到了320排,同时各个厂家也在研究更先进的平板CT。CT与PET相结合的产物PET/CT在临床上得到普遍运用,特别是在肿瘤的诊断上更是具有很高的应用价值。

第四节　磁共振成像诊断

一、基本介绍

核磁共振成像,又称自旋成像,也称磁共振成像,台湾又称磁振造影,香港又称磁力共振成像,是利用核磁共振原理,依据所释放的能量在物质内部不同结构环境中不同的衰减,通过外加梯度磁场检测所发射出的电磁波,即可得知构成这一物体原子核的位置和种类,据此可以绘制成物体内部的结构图像。

在磁场的作用下,一些具有磁性的原子能够产生不同的能级,如果外加一个能量(即射频磁场),且这个能量恰能等于相邻2个能级能量差,则原子吸收能量产生跃迁(即产生共振),从低能级跃迁到高能级,能级跃迁能量的数量级为射频磁场的范围。核磁共振可以简单的说为研究物质对射频磁场能量的吸收情况。

将这种技术用于人体内部结构的成像,就产生出一种革命性的医学诊断工具。快速变化的梯度磁场的应用,大大加快了核磁共振成像的速度,使该技术在临床诊断、科学研究的应用成为现实,极大地推动了医学、神经生理学和认知神经科学的迅速发展。

从核磁共振现象发现到磁共振成像技术成熟这几十年期间,有关核磁共振的研究领域曾在三个领域(物理、化学、生理学或医学)内获得了6次诺贝尔奖,足以说明此领域及其衍生技术的重要性。

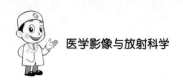

二、物理原理

核磁共振成像是随着计算机技术、电子电路技术、超导体技术的发展而迅速发展起来的一种生物磁学核自旋成像技术。医生考虑到患者对"核"的恐惧心理,故常将这门技术称为磁共振成像。它是利用磁场与射频脉冲使人体组织内进动的氢核(即$H+$)发生章动产生射频信号,经计算机处理而成像的。

原子核在进动中,吸收与原子核进动频率相同的射频脉冲,即外加交变磁场的频率等于拉莫频率,原子核就发生共振吸收,去掉射频脉冲之后,原子核磁矩又把所吸收的能量中的一部分以电磁波的形式发射出来,称为共振发射。共振吸收和共振发射的过程叫作"核磁共振"。

核磁共振成像的"核"指的是氢原子核,因为人体的约70%是由水组成的,MRI即依赖水中氢原子。当把物体放置在磁场中,用适当的电磁波照射它,使之共振,然后分析它释放的电磁波,就可以得知构成这一物体的原子核的位置和种类,据此可以绘制成物体内部的精确立体图像。

三、数值计算

原子核带正电并有自旋运动,其自旋运动必将产生磁矩,称为核磁矩。研究表明,核磁矩 μ 与原子核的自旋角动量 S 成正比,即式中 γ 为比例系数,称为原子核的旋磁比。在外磁场中,原子核自旋角动量的空间取向是量子化的,它在外磁场方向上的投影值可表示为 m 为核自旋量子数。依据核磁矩与自旋角动量的关系,核磁矩在外磁场中的取向也是量子化的,它在磁场方向上的投影值为对于不同的核,m 分别取整数或半整数。在外磁场中,具有磁矩的原子核具有相应的能量,其数值可表示为式中 B 为磁感应强度。可见,原子核在外磁场中的能量也是量子化的。由于磁矩和磁场的相互作用,自旋能量分裂成一系列分立的能级,相邻的两个能级之差 $\Delta E = \gamma hB$。用频率适当的电磁辐射照射原子核,如果电磁辐射光子能量 $h\nu$ 恰好为两相邻核能级之差 ΔE,则原子核就会吸收这个光子,发生核磁共振的频率条件是:式中 ν 为频率,ω 为角频率。对于确定的核,旋磁比 γ 可被精确地测定。可见,通过测定核磁共振时辐射场的频率 ν,就能确定磁感应强度;反之,若已知磁感应强度,即可确定核的共振频率。

四、系统组成

(一)实验装置

采用调节频率的方法来达到核磁共振。由线圈向样品发射电磁波,调制振荡器的作用是使射频电磁波的频率在样品共振频率附近连续变化。当频率正好与核磁共振频率吻合时,射频振荡器的输出就会出现一个吸收峰,这可以在示波器上显示出来,同时由频率计即刻读出这时的共振频率值。核磁共振谱仪是专门用于观测核磁共振的仪器,主要由磁铁、探头和谱仪三大部分组成。磁铁的功用是产生一个恒定的磁场;探头置于磁极之间,用于探测核磁共振信号;谱仪是将共振信号放大处理并显示和记录下来。

(二)系统的组成

1. 现代临床高场(3.0T)磁共振成像扫描器

2. 磁铁系统

静磁场:又称主磁场。当前临床所用超导磁铁,磁场强度有 0.2 到 7.0 T(特斯拉),常见的为 1.5 T 和 3.0 T;动物实验用的小型磁共振成像则有 4.7 T、7.0 T 与 9.4 T 等多种主磁场强度。另有匀磁线圈协助达到磁场的高均匀度。

梯度场:用来产生并控制磁场中的梯度,以实现磁共振成像信号的空间编码。这个系统有三组线圈,产生 x、y、z 三个方向的梯度场,线圈组的磁场叠加起来,可得到任意方向的梯度场。

3. 射频系统

射频(RF)发生器:产生短而强的射频场,以脉冲方式加到样品上,使样品中的氢核产生 NMR 现象。

射频(RF)接收器:接收磁共振成像信号,放大后进入图像处理系统。

4. 计算机图像重建系统

由射频接收器送来的信号经 A/D 转换器,把模拟信号转换成数字信号,根据与观察层面各体素的对应关系,经计算机处理,得出层面图像数据,再经 D/A 转换器,加到图像显示器上,按磁共振成像的大小,用不同的灰度等级显示出欲观察层面的图像。

(三)分析方式

1. 全局图像

首先,拿到一张刚扫描好的核磁共振图像时,应当对综全局图像有个大致的管材,从图像形状、颜色、灰度深浅、物理标注等方面进行分析。这里说一下数字灰度的概念。它是由每一个平等的像素点构成的,有两个基本的参数,一是像素的位置;二是像素的灰度值。二者共同构成了完整的核磁共振成像扫描方式。体现在图像上,就是灰度错落有致深浅不一的标识。

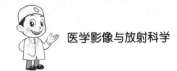

2.灰度像素点

灰度像素点即对应人体内各个器官、组织的空间位置。核磁共振看可以扫描局部、全身多处组织的病变情况。并且图形图像用三维 x/y/z 空间表示出来,三种空间向量的强弱判定大小,用磁场梯度线来控制,并且三者有一定的依存关系,医生查看图像,就是从三者灰度等级颜色程度与人体器官对应关系当中,找出病灶、分析病因的。

3.灰度定位

最后,对于磁场图像分析,我们还应掌握灰度的定位分析原理,磁场粒子的高速运动,带动了身体组织内氢原子的周期往复性运动,在每一次振动周期内,我们都会对粒子详细的轨迹进行定位分析,在判定身体组织内某一器官发生病变时,也就明显的体现在粒子运动轨迹定位上。目前在一些比较先进的医院磁共振检当中,已经将磁场灰度空间定位作为判定磁共振精准性的判定标准之一。颜色深度的宏观表示方法变成做基础的磁场灰度值。

五、技术应用

(一)在医学领域的应用

氢核是人体成像的首选核种:人体各种组织含有大量的水和碳氢化合物,所以氢核的核磁共振灵活度高、信号强,这是人们首选氢核作为人体成像元素的原因。磁共振成像信号强度与样品中氢核密度有关,人体中各种组织间含水比例不同,即含氢核数的多少不同,则磁共振成像信号强度有差异,利用这种差异作为特征量,把各种组织分开,这就是氢核密度的核磁共振图像。人体不同组织之间、正常组织与该组织中的病变组织之间氢核密度、弛豫时间 T1、T2 三个参数的差异,是磁共振成像用于临床诊断最主要的物理基础。

当施加一射频脉冲信号时,氢核能态发生变化,射频过后,氢核返回初始能态,共振产生的电磁波便发射出来。原子核振动的微小差别可以被精确地检测到,经过进一步的计算机处理,即可能获得反应组织化学结构组成的三维图像,从中我们可以获得包括组织中水分差异以及水分子运动的信息。这样,病理变化就能被记录下来。

人体 2/3 的重量为水分,如此高的比例正是磁共振成像技术能被广泛应用于医学诊断的基础。人体内器官和组织中的水分并不相同,很多疾病的病理过程会导致水分形态的变化,即可由磁共振图像反映出来。

磁共振成像所获得的图像非常清晰精细,大大提高了医生的诊断效率,避免了剖胸或剖腹探查诊断的手术。由于磁共振成像不使用对人体有害的 X 射线和易引起过敏反应的造影剂,因此对人体没有损害。MRI 可对人体各部位多角度、多平面成像,其分辨力高,能更客观更具体地显示人体内的解剖组织及相邻关系,对病灶能更好地进行定位定性。对全身各系统疾病的诊断,尤其是早期肿瘤的诊断有很大的价值。

（二）磁共振成像的其他进展

核磁共振分析技术是通过核磁共振谱线特征参数(如谱线宽度、谱线轮廓形状、谱线面积、谱线位置等)的测定来分析物质的分子结构与性质。它可以不破坏被测样品的内部结构,是一种完全无损的检测方法。同时,它具有非常高的分辨本领和精确度,而且可以用于测量的核也比较多,所有这些都优于其他测量方法。因此,核磁共振技术在物理、化学、医疗、石油化工、考古等方面获得了广泛的应用。

磁共振显微术是磁共振成像技术中稍微晚一些发展起来的技术,MRM 最高空间分辨率是 4 μm,已经可以接近一般光学显微镜像的水平。MRM 已经非常普遍地用作疾病和药物的动物模型研究。

活体磁共振能谱能够测定动物或人体某一指定部位的磁共振成像谱,从而直接辨认和分析其中的化学成分。

六、成像优点

与 1901 年获得诺贝尔物理学奖的普通 X 射线或 1979 年获得诺贝尔医学奖的计算机层析成像(Computerized Tomography,CT)相比,磁共振成像的最大优点是它是目前少有的对人体没有任何伤害的安全、快速、准确的临床诊断方法。如今全球每年至少有 6 000 万病例利用核磁共振成像技术进行检查。具体说来有以下几点。

对软组织有极好的分辨力。对膀胱、直肠、子宫、阴道、骨、关节、肌肉等部位的检查比 CT 优胜。

各种参数都可以用来成像,多个成像参数能提供丰富的诊断信息,这使得医疗诊断和对人体内代谢和功能的研究方便、有效。例如肝炎和肝硬化的 T1 值变大,而肝癌的 T1 值更大,作 T1 加权图像,可区别肝部良性肿瘤与恶性肿瘤。

通过调节磁场可自由选择所需剖面。能得到其他成像技术所不能接近或难以接近部位的图像。对于椎间盘和脊髓,可作矢状面、冠状面、横断面成像,可以看到神经根、脊髓和神经节等。不像 CT 只能获取与人体长轴垂直的横断面。

对人体没有电离辐射损伤。

原则上所有自旋不为零的核元素都可以用以成像,如氢(1H)、碳(13C)、氮(14N和 15N)、磷(31P)等。

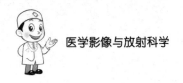

人类腹部冠状切面磁共振影像。

七、缺点危害

虽然磁共振成像对患者没有致命性的损伤,但还是给患者带来了一些不适感。在磁共振成像诊断前应当采取必要的措施,把这种负面影响降到最低限度。其缺点主要有:

和 CT 一样,磁共振成像也是解剖性影像诊断,很多病变单凭核磁共振检查仍难以确诊,不像内窥镜可同时获得影像和病理两方面的诊断。

对肺部的检查不优于 X 射线或 CT 检查,对肝脏、胰腺、肾上腺、前列腺的检查不比 CT 优越,但费用要高昂得多。

对胃肠道的病变不如内窥镜检查。

扫描时间长,空间分辨力不够理想。

由于强磁场的原因,磁共振成像对诸如体内有磁金属或起搏器的特殊病人却不能适用。

磁共振成像系统可能对人体造成伤害的因素主要包括以下方面:

强静磁场:在有铁磁性物质存在的情况下,不论是埋植在患者体内还是在磁场范围内,都可能是危险因素。

随时间变化的梯度场:可在受试者体内诱导产生电场而兴奋神经或肌肉。外周神经兴奋是梯度场安全的上限指标。在足够强度下,可以产生外周神经兴奋(如刺痛或叩击感),甚至引起心脏兴奋或心室震颤。

射频场(RF)的致热效应:在 MRI 聚焦或测量过程中所用到的大角度射频场发射,其电磁能量在患者组织内转化成热能,使组织温度升高。RF 的致热效应需要进一步探讨,临床扫瞄仪对于射频能量有所谓"特定吸收率"的限制。

噪声:磁共振成像运行过程中产生的各种噪声,可能使某些患者的听力受到损伤。

造影剂的毒副作用:目前使用的造影剂主要为含钆的化合物,副作用发生率在 $2\% \sim 4\%$。

八、未来展望

人脑是如何思想、感受的,至今仍一直是个谜。而且是科学家们关注的重要课题。利用磁共振成像的脑功能成像则有助于我们在活体和整体水平上研究人的思维。其中,关于盲童的手能否代替眼睛的研究,是一个很好的样本。正常人能见到蓝天碧水,然后在大脑里构成图像,形成意境,而从未见过世界的盲童,用手也能摸文字,文字告诉他大千世界,盲童是否也能"看"到呢? 专家通过功能性磁共振成像,扫描正常和盲童的大脑,发现盲童也会像正常人一样,在大脑的视皮质部有很好的激活区。由此可以初步得出结论:盲童通过认知教育,手在某种意义上,是可以代替眼睛"看"到外面世界的。

快速扫描技术的研究与应用,将使经典磁共振成像方法扫描病人的时间由几分钟、十几分钟缩短至几毫秒,使因器官运动对图像造成的影响忽略不计;MRI 血流成像,利用流空效应使磁共振成像图像上把血管的形态鲜明地呈现出来,使测量血管中血液的流向和流速成为可能;MRI 波谱分析可利用高磁场实现人体局部组织的波谱分析技术,从而增加帮助诊断的信息;脑功能成像,利用高磁场共振成像研究脑的功能及其发生机制是脑科学中最重要的课题。有理由相信,磁共振成像将发展成为思维阅读器。

20 世纪中叶至今,信息技术和生命科学是发展最活跃的两个领域,专家相信,作为这两者结合物的磁共振成像技术,继续向微观和功能检查上发展,对揭示生命的奥秘将发挥更大的作用。

九、检查前准备

进行磁共振检查前,应去除身上带的手机、呼机、磁卡、手表、硬币、钥匙、打火机、金属皮带、金属项链、金属耳环、金属纽扣及其他金属饰品或电子物品。否则,检查时可能影响磁场的均匀性,造成图像的干扰,形成伪影,不利于病灶的显示;而且由于强磁场的作用,金属物品可能被吸进核磁共振机架,从而对非常昂贵的磁共振机造成破坏;另外,手机、呼机、磁卡、手表等物品也可能会遭到强磁场的破坏,而造成个人财物不必要的损失。

十、项目及意义

(一)鼻咽部 MRI 检查(核磁共振检查)

正常范围:

(1)鼻咽部恶性病变。

(2)鼻咽部良性病变。

(3)由其他部位侵入到鼻咽部黏膜间隙的病变。

(4)喉部良、恶性肿瘤。

检查介绍:对鼻咽肿瘤检查,磁共振成像比 CT 对鼻咽部正常解剖以及病理解剖的显示,比 CT 清晰、全面。

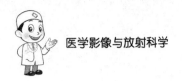

临床意义:磁共振成像比 CT 对疾病的诊断更有意义。

（二）肝、胆、胰、脾的 MRI 检查（核磁共振检查）

正常范围:

（1）肝、胆、胰、脾的原发性或转移性肿瘤,以及肝海绵状血管瘤。

（2）肝寄生虫病:如肝包虫病。

（3）弥漫性肝病:如肝硬变、脂肪肝、色素沉着症。

（4）肝、胆、胰、脾先天性发育异常。

（5）肝脓肿。

（6）胰腺炎及其并发症。

检查介绍:能明确病变的程度、范围及其特征,并能和其他肿瘤鉴别。对肝、脾囊肿、海绵状血管瘤有确诊作用。

临床意义:磁共振成像比 CT 对疾病的诊断更有意义。

（三）核磁共振成像（MRI）

正常范围:正常。

检查介绍:核磁共振成像是近年来一种新型的高科技影像学检查方法,是 20 世纪 80 年代初才应用于临床的医学影像诊断新技术。它具有无电离辐射性（放射线）损害;无骨性伪影;能多方向（横断、冠状、矢状切面等）和多参数成像;高度的软组织分辨能力;无须使用对比剂即可显示血管结构等独特的优点。

临床意义:适应症包括神经系统的病变包括肿瘤、梗塞、出血、变性、先天畸形、感染等几乎成为确诊的手段。特别是脊髓脊椎的病变如脊椎的肿瘤、萎缩、变性、外伤椎间盘病变,成为首选的检查方法。

结语

目前,医学影像设备需要继续提高成像速度、影像的空间和时间分辨率,改善影像的对比度。各种医学影像学设备向小型化、专门化、高分辨力和超快速化方向发展,MRI 和 CT 的全器官灌注成像得到临床普及应用。除此之外,分子成像是医学影像学的热点研究方向之一,伴随分子成像的研究发展,将会有多种组织、器官特异性对比剂问世,这些新型对比剂能显示出特定基因表达、特定代谢过程、特殊生理的功能,其毒副作用更小、对比增强效果更佳、诊断的特异性更强,真正实现疾病的早期诊断。开发疗效监测对比剂(或称分子探针),以在最短时间得到治疗的反馈信息,在分子水平上进行疾病的靶向治疗。我们可以相信,医学影像学检查不仅在诊断与治疗的环节发挥作用,而且可以在疾病预防、健康体检、重大疾病筛查、健康管理、早期诊断、病情严重程度评估、治疗方法选择、疗效评价、康复等环节发挥越来越大的作用,医学影像学科的地位必将不断提高。